青春文庫

「ねこ背」を治す 1日1分ストレッチ！

5つのタイプ別・コリと痛みがスーッと消える本

碓田拓磨

青春出版社

はじめに

あなたのねこ背は何タイプですか？

「えっ、ねこ背はねこ背でしょ？」と思われたかもしれませんが、ねこ背はそんなに単純なものではありません。

じつは、首ねこ背、背中ねこ背、腰ねこ背、腹ねこ背、尻ねこ背…など、なんと5種類ものねこ背があるのです。これは私が23年、体の研究を続けてきて発見したタイプです。なんとなく「ねこ背を治したい」という方がとても多いのですが、じつは、このタイプによって、一つひとつ原因も改善法も違うのです。

なぜ私がこんなにねこ背を研究することになったのか…といえば、私もかつては、ひどいねこ背だったからなのです！

自分自身のヒドい肩こりの原因が「ねこ背にある」と考えるに至ったのは、私が16歳から22歳の6年間、ずーっと肩こりに悩んだ末のことです。

当時、あまりに肩がガチガチになりすぎて、それをムリに動かそうものなら、「パリン」と音を立てて割れてしまうのではないかと思うほどでした。

そして22歳の時、早稲田大学で「姿勢と健康」を受講して、「ねこ背のままで、肩こりがなくなる日は永遠にこないこと」を知りました。

あれほど悩んでいた、あの頃の自分のことを思うと「もっと早くこのことを知ってさえいれば」と思います。

自分の無知を悔しく思うとともに、こんな単純なことを誰も教えてくれなかったことが残念でなりません。

でも時は戻せません。今、私は、あの頃の私のようにヒドい肩こりや腰痛、そして首痛で苦しんでいる人たちに、根本的にラクになっていただく方法を伝えたいのです。

今、この本を手に取られている方の多くも、今まで体の痛みでツラい思いをされてきたのではないでしょうか。

今までどんなことを試されてきましたか？

効果はどうでしたか？

もし、これまでに試した方法のどれかに絶大な効果があったのだとしたら、あなたはこの本を手にすることはなかったでしょう。

まずは、本書を手に取っていただき、ありがとうございます。

この本でお伝えするのは、「5つのねこ背タイプ別」のストレッチ&キャットレッチです。そして、キャットレッチは私が開発した方法で、ねこ背のクセがついてしまった筋肉のクセをとるには、もってこいのストレッチなのです。この本を読んでる途中でも、ふとした瞬間にキャットレッチができるよう、コラムページではさみこんであります。

あなたは生まれてから今までに、風邪をひいたり、ケガをしても、回復してきたはずです。そのたびに回復してきたのは、あなたの体に「治る力＝治癒力」が備わっているからです。

そう、あなたの体はあなたの味方です。あなたが風邪をひいても決して見捨てたりしない、むしろあなたのことを「健康な状態に持っていこう」と必死になって頑張ってくれているのです。

にもかかわらず、みなさんの体に「肩こり」や「腰痛」といった不快な症状があるとしたら、それはあなたの姿勢が、「治癒力」では追いつけない、大変な状態になっているということです。

でも大丈夫。あなたの体に「治ろうとする力」があるのなら、肩こり・腰痛といった不快症状は必ず良くなります。その原因となっている「ねこ背」を、丁寧にただしていけばいいのです。

ここに書かれていることは、私が23年間、みなさんのねこ背をどうにかしたいと願う、のべ数万人の方たちとともに出した答えです。

碓田　拓磨

CONTENTS

目次

『「ねこ背」を治す　1日1分ストレッチ！』

第3章

ねこ背タイプ別解消習慣&ストレッチ

第5章

ヤバいねこ背を終わらせるための注意すべき姿勢習慣

本文デザイン／浦郷和美
DTP／森の印刷屋
本文イラスト／須山奈津希
写真撮影／小野岳也

第1章

なぜ姿勢が痛みの原因になるのか

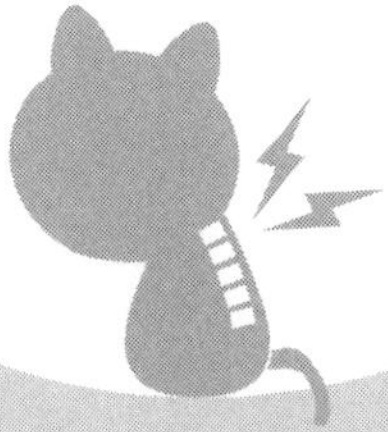

こんなに、みんな肩こりで苦しんでいるなんて！

こちらの数字は、令和４（２０２２）年に厚生労働省が行なった国民生活基礎調査で、肩こりを訴えている日本人の数です。

●肩こり男性　３２３万人（１０００人のうち53・３人）
●肩こり女性　６７６万人（１０００人のうち１０５・４人）
●合計　約１０００万人

１０００万人という数は、実に東京ドーム１８１個分を埋め尽くす人の数です。これに、自覚症状のない潜在的な肩こりの人を加えたら、その数はさらに膨《ふく》れ上がることでしょう。

もしこの方たちが、本書に書かれているアドバイスを実践してくれたら、もう、日本から肩こりを訴える人がいなくなるのです。

こんなに多くの方が苦しむ肩こりの問題は、一時的にラクになっても、またすぐに凝ってしまうことです。

いったいどのような時に、人々は肩こりを自覚するのでしょうか。

●パソコン（仕事でもプライベートでも）を使っている時
●書類を読む、会議や打ち合わせなどのデスクワークをしている時
●裁縫、料理、アイロンがけ、掃除機がけ、風呂掃除などの家事をしている時
●ポータブルゲーム、テレビゲーム、読書、編み物、楽器演奏、アクセサリー作りなどの、趣味に没頭している時
●スマホを操作している時

そんな時に肩がガチガチになってきて、ツラくて作業が続けられなくなる。ひどくなると、腕や手の指がしびれてくる。頭痛や吐き気がする。だけど、どんなに揉《も》んだりほぐしたりしても、すぐに元に戻ってしまうという方がたくさんいるのです。

本書を読んで、多くの方が何となく気づいている「ねこ背が肩こりの原因かも」というあいまいな意識を「ねこ背のままではどうしようもない」という確信にまで高めてもらえるはずです。

今まで、どれほど多くの方が、見当違いのことをやってきたかということがよくわかることでしょう。

こんなに、みんな腰痛で悩んでいるなんて！

こちらの数字は、腰痛を訴えている日本人の数です。

- 腰痛男性　５５６万人（１０００人のうち91・６人）
- 腰痛女性　７１８万人（１０００人のうち１１１・９人）
- 合計　約１２７４万人

この数字も令和４年に厚生労働省が行なった、国民生活基礎調査の結果です。

驚きなのが、肩こりを訴える１０００万人よりも、腰痛を訴える人のほうが、２７４万人も多いということです。

この数字は、調査をした時点で腰痛を訴えている人数であり、以前腰痛を経験したものの、今は痛くないという人の数は含まれていません。

ひどい場合には動くことさえできなくなってしまう腰痛。この本を読んでいる方の中にも腰の激痛で身動きが取れずに情けない思いをしたり、この腰痛は治るのだろうかという不安に襲われた方が必ずいるはずです。

先進国の人口の90％が、少なくとも一度は腰痛を経験するといわれています。

それほど、腰痛は多くの方にとって身近な問題なのです。

そもそも〝コリ〟とは何なのか

まず、そもそも「コリ」とはどんな現象なのか、わかりやすく説明します。

コリは、筋肉でおきます。辞書的な意味では、硬くなる、固まるという意味です。つまり、本来は柔らかいはずの筋肉が、硬く固まった状態を「コリ」と呼ぶわけです。

では、筋肉が凝るメカニズムを、4段階で説明します。

①筋肉の線維が縮む
↓
②血管が圧迫されて血行不良が起きる
↓
③筋肉疲労が起こる
↓
④筋肉の線維が縮んだまま固まり、柔らかい状態に戻れなくなる＝コリ

それでは、さらに詳しく見ていきましょう。

①筋肉の線維が縮む

筋肉は線維（糸が合わさったようなもの）でできています。その筋肉の線維が縮んだり、ゆるんだりすることで、私たちは体を動かすことができるのです。

重要なことなので、もう一度繰り返します。筋肉の仕事は「縮んだり、ゆるんだりすること」です。その結果、硬くなったり柔らかくなったりするのです。つまり、筋肉が硬くなった時は筋肉の線維が縮んだ状態で、筋肉が柔らかい時は筋肉の線維がゆるんだ状態だということです。

どのような時に筋肉が硬くなるかというと、

- 力を入れた時
- 精神的に緊張している時
- 負荷がかかった時（重たいものを持った時、何かを支える時）

などに硬くなります。そして、この「筋肉に負荷がかかった状態」が、姿勢と大きく関係するのです。負荷がかかる悪い姿勢（ねこ背や左右に傾いた姿勢など）を支え続けることで、筋肉は硬くなってしまうのです。

②血管が圧迫されて血行不良が起きる

人間が元気に仕事をするためには、酸素や栄養が必要です。筋肉が正常に縮んだりゆるんだりするためにも、同じく酸素や栄養が必要なのです。これらを筋肉に運んできてくれるのが、血管の中を流れる血液です。そして筋肉が仕事をしたことでできた老廃物（二酸化炭素や乳酸など）を運び去ってくれるのも血液なのです。つまり、血管が圧迫されずに血液がスムースに流れてくれるからこそ、私たちの筋肉は正常に動いてくれるのです。

ところが、筋肉の線維が縮まり、固まったままになると、血液が流れにくくなります。これは、筋肉の線維の中を縦横無尽に駆け巡っている細い血管が、押しつぶされるような形で圧迫されてしまうからです。まるで水の流れているホースを踏みつけると、水が流れなくなるのと同じ現象が起きるのです。

③筋肉疲労が起こる

血行不良が起きると、筋肉に新鮮な血液が届きにくくなります。さらに老廃物を取り除くことができなくなっていきます。

その結果、老廃物がどんどん筋肉内に蓄積され、筋肉は疲労を回復できなくなります。酸素や栄養分が低下し老廃物が増加した筋肉が、正常に機能できるはずがありません。

④筋肉の線維が詰まったまま固まり、柔らかい状態に戻れなくなる＝コリ

縮んだまま、新鮮な酸素や栄養を供給されずに疲れ果てた筋肉は、「もう、一歩も動けない！」状態になってしまいます。

筋肉が縮んだままの状態から、元の柔らかい状態に戻れなくなってしまった硬い部分が「コリ」です。

以上の４段階のメカニズムを経て、頑固なコリが作られていきます。

「ぎっくり腰」とはいったい何なのか

腰痛のなかでも、ぎっくり腰に悩む人も多いです。ぎっくり腰という現象について、ハシゴ理論で説明してみましょう。

イラスト②のようにあなたは斜めになったハシゴを支え続けています。上に載っている人があなたにとってとっても大切な人（憧れの人や尊敬する人）だったらハシゴを倒さないように必死で支え続けようとするはずです。しかしこの状態はとてもムリがある辛い状態だといえるでしょう。

上に載っている大切な人のために、気持ちではどんなに支えたいと思っても、そのような辛い体勢ではやがて体力の限界がおとずれます。支えきれなくなる瞬間がやってくるのです。そうすると、無情にも大切な人を載せたハシゴは力尽きたあなたの手から離れて、倒れていってしまうのです。

イラスト③のハシゴを支え続けることができなくなった状態が、腰で起きたの

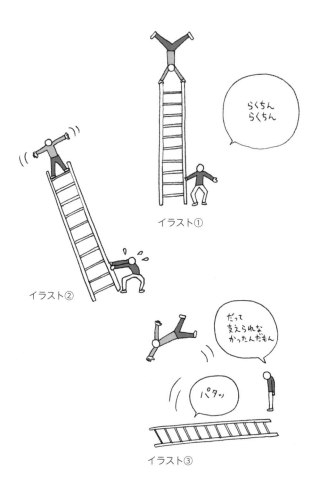

イラスト①

イラスト②

イラスト③

が「ぎっくり腰」です。これは起こるべくして起こった事態で、許容範囲を超えた負荷に対して、体が起こした当然の反応なのです。

ちなみに、あなたの腰の筋肉は、来る日も来る日も大好きなあなたのことを必死に支え続けてくれています。そんなけなげな腰の筋肉のためにも、ハシゴ（背骨）をバランス良くまっすぐ立てることで、ラクをさせてあげるべきでしょう。

ぎっくり腰の2つのパターン

ぎっくり腰を「激痛で腰が動けない状態」とすると、ぎっくり腰には大きく分けて2つのパターンがあります。

①徐々に痛みが増してきて最後に動けなくなってしまうパターン
②それまで何ともなかった腰に、突然激痛が走って動けなくなってしまうパターン

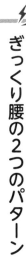

実は、この2つのパターンには大差はありません。

どちらも、「いつぎっくり腰になってもおかしくないほど危険な状態だった」ということでは、同じなのです。

①のパターンは、腰がどれくらい大変なことになっているかを「悲鳴」の大きさを通して知らせてきたわけです。ところがその「悲鳴」に耳を傾けなかった結果、支えきれない状況にまで悪化してしまったということです。つまり「助けを求めたのに助けてもらえなかった」といえます。

次に、②のパターンです。

人間の体は背面が鈍感《どんかん》です。特に腰やお尻は鈍感にできています。ゆえに前兆を感じないまま、腰は限界に近づき、何かの拍子に支えきれなくなって突然「ギクッ」というショックとともに激痛に襲われるのです。前兆はないものの、いつぎっくり腰になってもおかしくない状況です。だからほんの些細なきっかけで一気にハシゴを支えた手を放してしまうことになるのです。それが例えば赤ちゃんを抱きかかえようとしたり、床に落ちている物を拾い上げようとしたり、咳やくしゃみなどの、普段は何でもないことがきっかけでぎっくり腰になってしまう理由です。

手に取った缶詰を棚に戻そうとして、ぎっくり腰

私の院に来た主婦の方が、過去に体験したぎっくり腰のエピソードです。

その方がスーパーに買い物に行った時のことです。棚に並んでいる缶詰を手に取り、元に戻そうとした瞬間、腰に「ギクッ」という激痛が走って動けなくなってしまいました。

たったこれだけのことでぎっくり腰になってしまう人がいるのです。

腰の状態が良ければ、手に取った缶詰を棚に戻そうとしただけでぎっくり腰にはなりません。この主婦の方の腰こそ、「いつぎっくり腰になってもおかしくない状態だった」という状態です。もし缶詰を戻そうとした時に、ぎっくり腰に

なっていなかったとしても、遅かれ早かれなっていたはずなのです。

ねこ背から考える椎間板《ついかんばん》ヘルニア

椎間板ヘルニアという言葉を耳にしたことがあるはずです。激痛になることがある恐ろしい症状なのですが、この椎間板ヘルニアは、「ねこ背」によって引き起こされます。

はじめに椎間板ヘルニアとはどういう現象なのか説明します。

「椎間板」は背骨と背骨の間に挟まっている「軟骨《なんこつ》」のことです。その椎間板が「靭帯《じんたい》」によってズレたり飛び出したりしないように、しっかりくるまれて（押さえつけられて）います。靭帯は「ガムテープ」みたいなものだと思ってください。

「ヘルニア」は「飛び出す」という意味です。つまり、「椎間板ヘルニア」とは靭帯によって押さえられていた椎間板が、靭帯を突き破って飛び出してしまう現象です。または、靭帯を突き破るところまではいかないものの、プゥーっと膨れたお餅のように盛り上がってしまう現象です。その飛び出た椎間板が神経を圧迫することで激痛になるのです。

この恐ろしい椎間板ヘルニアの原因が、全てねこ背にあるとはいいませんが、この内容を読んでいただくと、下を向きっぱなしの姿勢、腰を丸めたまま座り続ける姿勢がどれほど椎間板に負担をかけるかが理解できると思います。

椎間板ヘルニアになる方の多くが姿勢に問題があります。特に頚椎《けいつい》（背骨の首の部分）でヘルニアを起こす人は長年にわたり下を向いていることが多く、腰椎《ようつい》（背骨の腰の部分）でヘルニアを起こす人は同じく長年にわたり腰を丸めて座っている方に多く見られます。さらに、最近では、子どもの頃からポータブルゲームやスマホなどで、ますます下を向く機会が増え、仕事ではパソコンに向かって長時間座る姿勢を余儀なくされている状況です。

今後、椎間板ヘルニアに苦しむ方たちを減らすにはねこ背・姿勢の指導が必須であると確信しています。

椎間板《ついかんばん》ヘルニアが起きやすい部分

最も椎間板ヘルニアが起きやすいのが頚椎《けいつい》と腰椎《ようつい》です。注目すべきは、頚椎も腰椎も、横から見ると、ともにゆるやかに前側に反っているべき部分であることです。この共通点である「前側に反《そ》っているべき」というところに椎間板ヘルニアが起こるメカニズムが潜んでいるのです。

頚椎ヘルニアになると肩から手の指にかけての神経障害（痛み・しびれ・マヒなど）がみられることが多く、腰椎ヘルニアの場合はお尻から足にかけての坐骨神経障害などが見られます。どちらも大変辛い症状で手術に踏み切る方が大勢いるのです。

椎間板《ついかんばん》ヘルニア～枝豆理論

椎間板が飛び出すメカニズムを、以前から、私は枝豆をたとえにして説明しています。

枝豆は潰された側に対して逆方向に飛び出ようとします。それと同じことが椎間板ヘルニアにもいえるということです。

背骨と椎間板の関係でいうと、本来の首と腰のカーブは前側に反るので（写真①）、背骨の後方が潰される形になり、椎間板は前方に飛び出ようとします（イラスト④）。ところが背骨の前側を保護する靭帯《じんたい》は「厚く強くできている」ので、椎間板が靭帯を突き破って前方に飛び出す（ヘルニアを起こす）ことはできません。

問題は、「後ろ側」で保護する靭帯が比較的「弱い」ことです。実際に椎間板が飛び出す方向は、ほとんどが後方です。

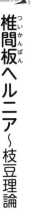

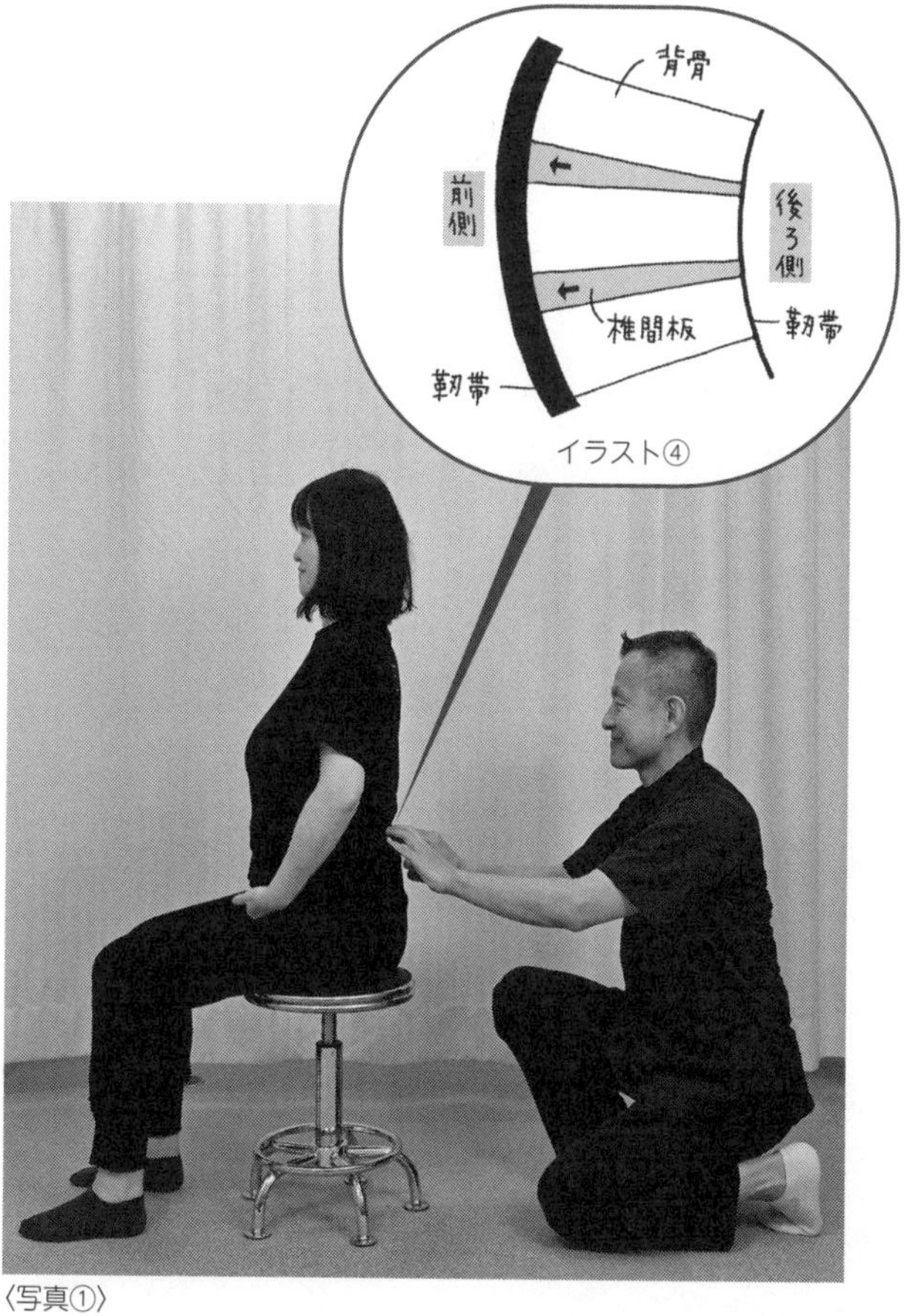

イラスト④

〈写真①〉

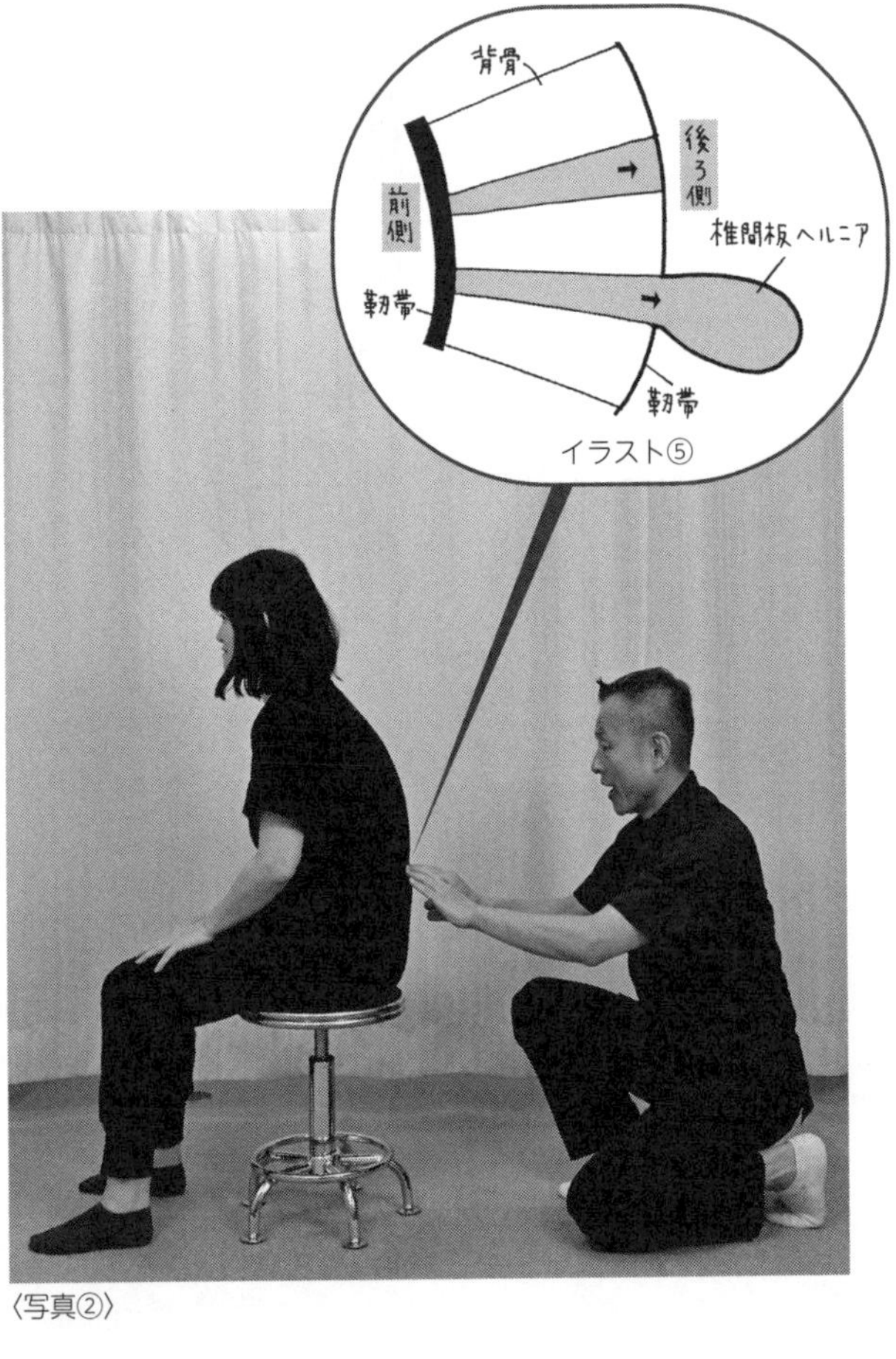

〈写真②〉

下を向く姿勢や、腰を丸めて座る姿勢（写真②）は、首と腰が後ろ側にふくらんでカーブするので、前側が潰されることになります（イラスト⑤）。前側が潰された結果、椎間板には後ろに飛び出ようとする力がかかります。このため、後ろ側の弱い靭帯に負荷をかけ続けることで、最後には椎間板が靭帯を突き破って飛び出す（ヘルニアになる）のです。

「下を向く姿勢」は頚椎で、「腰を丸めて座る座り方」は腰椎で椎間板ヘルニアを引き起こしやすい状態を作ってしまうことがわかります。問題は、私たちはデスクワークや家事など、手元の作業をする際に下を向かなければならないこと。そして、座る姿勢はねこ背になりやすいということです。

そこで、このような状態に対する打開策が必要となってくるのです。

想像以上に重い頭と腕を、筋肉を使わずに支えている

あなた自身の頭の重さはどのくらいでしょう。

通常、頭の重さは体重の8％～13％です。つまり約10％です。ということは、体重50キロの人で約5キロ、体重60キロの人で約6キロもあります。

単に5キロ、6キロといっても、あまりピンとこないかもしれませんが、5キロがどれだけ重いかは、5キロの米袋を持ってみればわかると思います。6キロは2リットルのペットボトル3本分です。あなたは子どもの頃から、この重たい頭を、朝起きてから、夜寝るまで、ず～っと、30歳なら約30年、60歳なら約60年もの間、首の一番上の小さな骨に乗せて生活してきたのです。

さらに、腕の重さは片腕で体重の約5％です。ということは、体重50キロの人で2・5キロ、体重60キロの人で3キロもあるのです。左右合わせたらこの倍の重さです。

つまり、頭と両腕で体重の20％（体重50キロの人で、５キロのお米２袋分）の重さがあるのです。

この重たい頭と腕を、どうやって支えるかということが、肩こりを解決するカギなのです。

頭をどこに置けば、肩こりは解消するのか

私は頭や腕の重さを実感してもらうために、ボウリングのボールを腕を伸ばした状態で体の前に持ち上げてもらいます。すると腕の筋肉は硬くなります。これは、負荷をかけられたからにほかなりません。

これを長時間続けていると「凝ってくる」のです。これが首で起きれば首がこり、肩で起きれば肩がこるのです。

ボウリングのボールなら、持ち上げているのが辛ければ、どこかその辺に置け

ば済むのですが、私たちは重たいからといって、頭をどこかその辺に置くわけにはいかないのです。

でも、ラクになりたかったら、この重たい頭の置き場所を考えなければいけません。

肩こりと姿勢の関係～だるま落とし理論

私たちの上半身を支える背骨は、だるま落としのように積み重なってできています。写真③のだるま落としは5つの積み木の上に頭が載っていますが、人間は24個の背骨（積み木）の上に頭が載っているのです。

ここで、肩こりの核心についての話に入っていきましょう。ポイントは人間の頭をどこに置けばいいかということです。もし、あなたが肩こりから解放されてラクになりたかったら、頭を背骨という積み木の上に崩れないように置くしかな

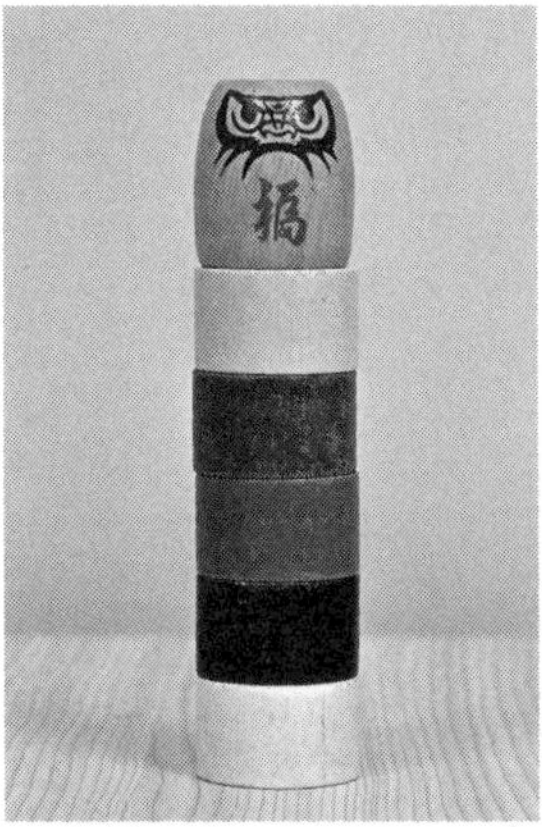

〈写真③〉

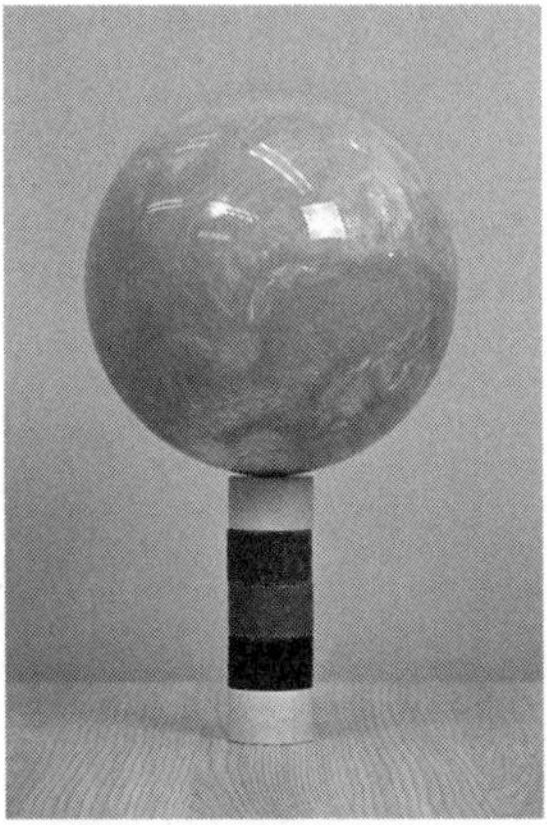

〈写真④〉

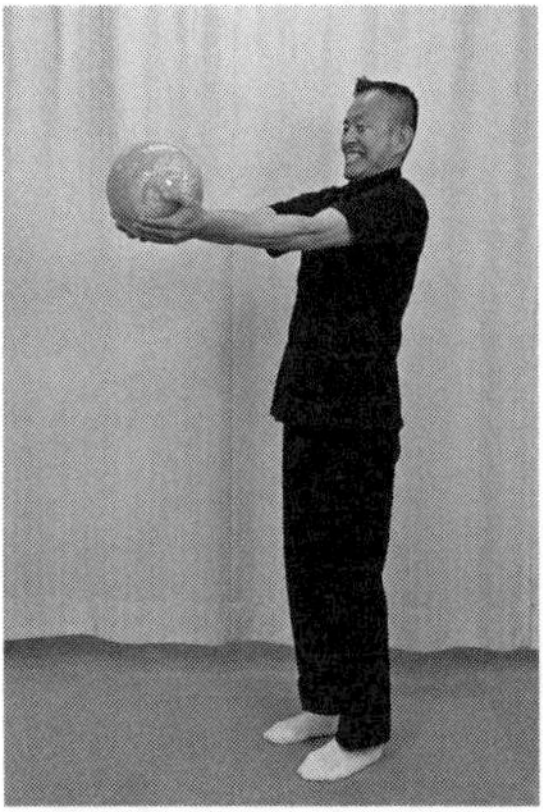

〈写真⑤〉

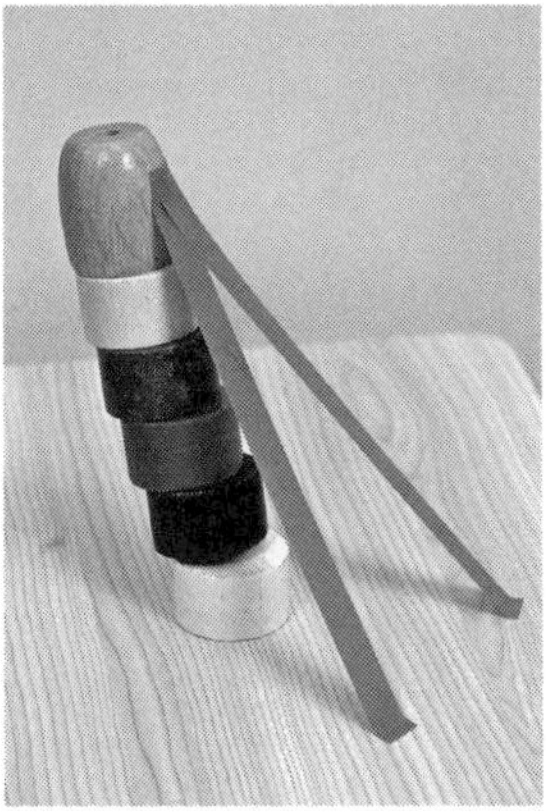

〈写真⑥〉

い（写真④）のです。

写真④のように、積み木の上にバランスよくボウリングのボールが載っていれば積み木は崩れることはありませんが、ボウリングのボールの位置が移動してバランスを崩すと、この積み木は崩れてしまいます。そこで、バランスの悪い状態でも積み木が崩れないようにするためには、必ず補助が必要になります。この補助の役目をしてくれるのが筋肉なのです。

もしボウリングのボールを支える腕を写真⑤のように伸ばしていったらどうなるでしょう。数十秒後には腕の筋肉がプルプルと震えだすはずです。この状態を、背中を丸めてパソコンを使っている人に置き換えてみてください。重たい頭（体重の10％）を支えることになる、肩周辺の筋肉（後頭部から首、背中にかけての筋肉）にかかる負荷がどれほど大きなものかわかるはずです。その状態を表したのが、だるま落としの写真⑥です。頭が落下しないように支えているテープが、まさに筋肉なのです。

以上のように、バランスよく首の骨の上に頭が置かれて（載って）いれば、筋肉への負担は最小限になり、背中を丸めて頭の重さを肩、首、背中の筋肉で支えれば、コリにつながるのです。

つまり、ねこ背（頭が背骨の上に載っていない人）はボウリングのボールを筋肉の力で空中に持ち上げ続けている人といえます。

ねこ背になればなるほど、コリがひどくなる

ボウリングのボールを空中に持ち上げている人の腕に、コリに効くといわれる塗り薬や貼り薬、ネックレスなどを使うことでラクにすることは可能でしょうか？

私は授業や講演会で、実際に受講生にボウリングのボールを使った実験をします。ボールを持ち上げる前の筋肉の硬さと、持ち上げている最中の筋肉の硬さを比べる実験です。そしてボウリングのボールを持ち上げることで硬くなった筋肉

に、市販の貼り薬を貼って「ラクになったか、ならないか?」を聞くのです。

もちろん答えは「ラクになりません」です。

もしかしたら、「貼ったばかりなので効かない」ということも考えられます。そこで薬の効果がでるまで「あと30分このまま持ち上げておいてください」というのですが、さすがに受講生もラクになるどころか、さらに辛くなっていくということがわかるので、許しを請《こ》います。つまり、腕でボウリングのボールを持ち上げ続けている状況を変えずにラクにすることはできないのです。

寝ている時など、頭の重さを筋肉で支えていない時なら、まだ薬の効果を期待することができるかもしれませんが、ねこ背のまま筋肉に過剰な負荷をかけた状態では、どんな薬を使おうとも効果は期待できないということです。

根本的解決という視点から考えると、いかに見当違いなことをやっている人が多いか、ということです。

実際にボウリングのボールを体の軸（背骨）に近い所で持った時に比べ、体から離せば離すほど重く感じます。つまり、背中が丸まって頭が前に行けば行くほど、首と肩の筋肉への負荷が増えるのです。このことからも、肩こりとねこ背の姿勢が無関係でないことがわかると思います。

理想的な姿勢とは

「理想的な姿勢とはどのような姿勢だと思いますか？」と聞かれたら、あなたは何と答えるでしょうか。「ラクな姿勢です」と答える方が大勢います。無理もありません。というのも「ラクではない姿勢」が理想的な姿勢だとは考えにくいからです。ところが、その人にとっての「ラクな姿勢」と、実際に「体に負担をかけない姿勢」が違うケースが非常に多いのです。

ここでは、理想的な姿勢について理解してもらうだけでなく、実際に理想的な姿勢を取ってもらいます。ひょっとすると、あなたは理想的な姿勢がとりにくく感じるかもしれません。

でも、はじめはそれで結構です。なぜなら、その理想的な姿勢を取りやすくして、ねこ背を根本的に解決するために、この本は書かれているのですから。

お恥ずかしながら、私自身、理想的な姿勢がとても取りづらいところからスタートしました。少しずつ改善させていったのですが、私が特別だったわけではありません。理屈を理解し、後述するタイプ別ストレッチや、キャットストレッチを繰り返すことでねこ背の姿勢は変えられるのです。

背骨は積み木、と考えてください

あなたは、自分の背骨がいくつの骨でできているか知っていますか?

正解は24個の骨でできています。

首の部分…………頸椎《けいつい》　7個

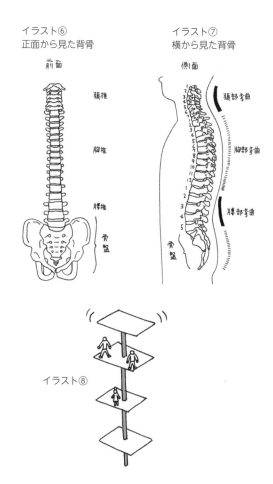

イラスト⑥
正面から見た背骨

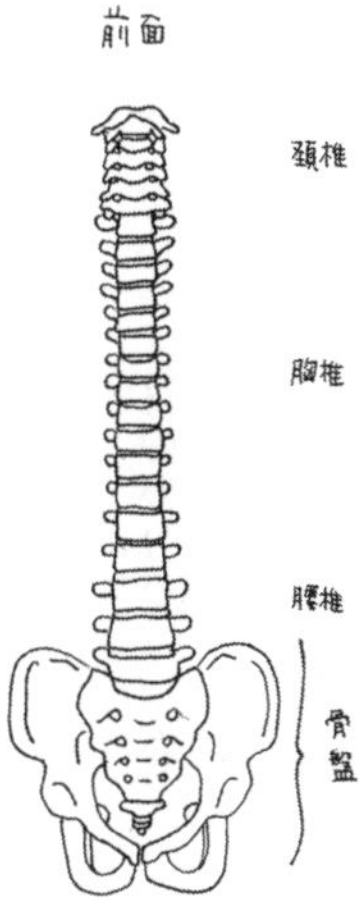

イラスト⑦
横から見た背骨

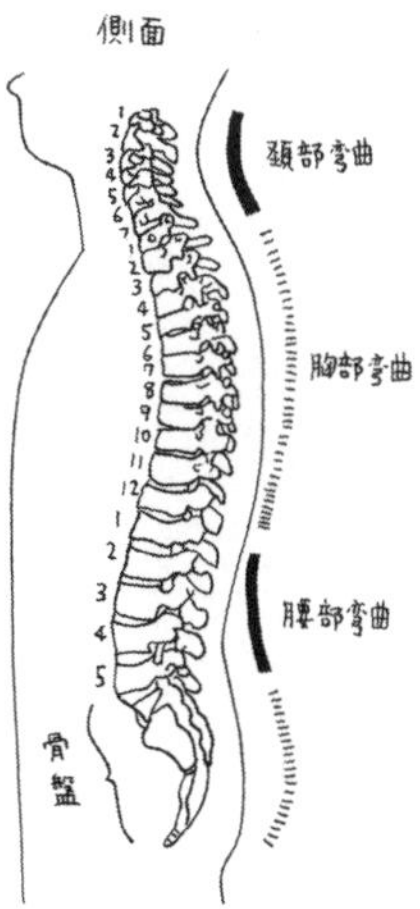

イラスト⑧

背中の部分…………胸椎《きょうつい》　12個
腰の部分…………腰椎《ようつい》　5個

合計24個の背骨が、首の部分では前方に、背中では後方に、腰では前方に「ゆるやかにふくらむ」カーブを描いています。これが「S字彎曲《わんきょく》」です（イラスト⑦）。

さらに、背骨の下にあるのが「骨盤」です。そして、背骨の上にあるのが頭です。

つまり、骨盤という土台の上に、24個の背骨が積み重なり、さらに一番上に頭が載った「積み木」なのです。

人間の体は、柱が1本しかない高層ビル

ビルが倒れないで（つぶれないで）建っているのは、ビルの重量を「柱」が支

えてくれているからです。ビルの重量を「柱が受け止めている」ともいえます。

一般的に、ビルの重量を支えているのは壁や窓ガラスではないはずです。そこで、イラスト⑧のようにたった1本の柱だけで建っているビルがあるとします。もしそのビルの柱が曲がっているとしたら、ビルは地震などに耐えて建っていられるでしょうか？　あなたの上半身はイラストのビルのように、たった1本の柱で支えられています。その柱が背骨です。人間の体は柱が1本しかない高層ビルみたいなものなのです。

そのことを踏まえて「理想的な姿勢」について考えてみましょう。

骨だけで立っていられる姿勢とは

私は「理想的な姿勢」を「極力、体に負担をかけない姿勢」と定義しています。

では、「極力、体に負担をかけない姿勢」とはどのような姿勢だと思いますか？

それは、「体重を『骨』だけで支えられる姿勢」ということになります。つまり立っている時も、座っている時も「筋肉」の補助を極力必要としない姿勢のことです。

では、体重を『骨』だけで支えられる姿勢とは、どのような姿勢をいうのでしょうか。それは、足の骨から骨盤、背骨、頭がい骨を、崩さないように積み木のように組み上げて、崩れないで立っていられる状態のことです。イメージとしては、全身の骨をバラバラにして、それを「足」から積み木を積み上げるように積み上げていき、最後に頭がい骨を背骨の一番上に載せて、そーっと手を放しても崩れないで立っていられる状態です。実際はそのように積み上げるのは困難ですが、私のいう「理想的な姿勢」のイメージは持っていただけると思います（写真⑦）。

では、どうして「体重を『骨』だけで支えられる姿勢」が「体に負担の少ない姿勢」なのか説明します。まず、人間の体は大まかにいうと、皮膚、筋肉、内臓、骨（軟骨を含む）でできています。この中で体重をかけても、つぶれずにもちこ

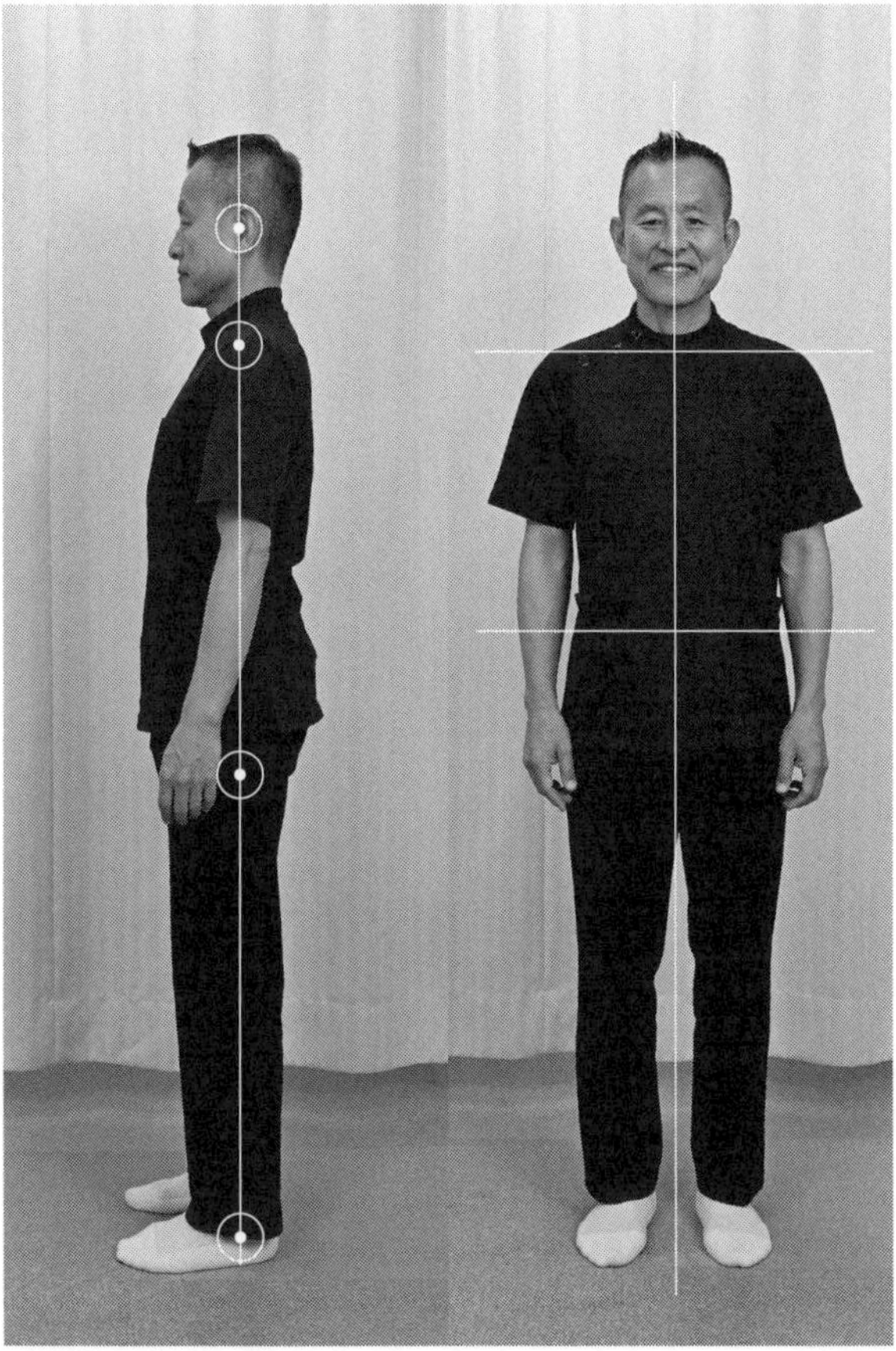

〈写真⑦〉理想的な姿勢

たえられるのはどれでしょうか?

答えは「骨」だけです。超能力か何かで、人体から骨だけを一瞬にして抜き取ったとします。すると私たちは立っていることはもちろん、座っていることもできません。「ベチャッ」となってしまいます。皮膚や筋肉や内臓は「重さを受け止める構造になっていない」のです。

先ほど「人間の体は柱が1本しかない高層ビルみたいなものである」といいました。特殊な構造でない限り、ビルの重さを支えるのは「柱」です。決してガラスや外壁ではありません。

人間の体にも同じことがいえて、体重を受け止めているのは皮膚や内臓や筋肉ではないのです。

本来重さをかけてもつぶれない物が「骨」だけである以上、骨だけで立っていられる姿勢が、「体にとって最も負担の少ない姿勢である」といえるのは、この理由からなのです。

筋肉を鍛えても、腰痛は治らない

よく「腰痛を防ぐためには筋肉を鍛えればいいんですよね」という質問を受けます。私は「筋肉を鍛えても、ねこ背のままでは根本的解決になりません」と答えます。例えば月に１回腰痛を味わっていた人が、筋肉を鍛えることで２カ月に１回の割合に減ることはあるかもしれません。でも、それは根本的解決といえるでしょうか。

先ほど、柱の曲がったビルの話をしましたが、姿勢が悪いままで筋肉を鍛えて体を支えさせるということは、柱が曲がって建っている高層ビルの壁やガラスを丈夫にすることと同じです。

壁やガラスを丈夫にすることより、柱を真っ直ぐにすることこそ根本的解決だと考えているからです。

肩こり・腰痛とサヨナラする、理想的な姿勢の取り方

では実際に「理想的な姿勢」を取ってみましょう。できれば姿勢をチェックしてくれるパートナーを見つけて、この本に書いてある通りにやってみてください。

①前後から見た姿勢

まずは前後から姿勢を見て、左右のバランスをチェックします。特にどの部分に着目すればよいのか解説します。

まず、正面を向き、10回ほど足踏みをして、肩の力を抜いて立ちます。

そこで以下の項目をチェックします。

- 頭の傾き
- 肩の高さ
- 骨盤の片寄り

●骨盤の傾き
●体のねじれ
●つま先の向き

これらが左右対称でない方は、左右のバランスを崩している姿勢習慣がないか振り返ってみる必要があります。

なお、側弯症《そくわんしょう》の場合も、姿勢に注意しないとさらに悪化する恐れがあります。それは歪《ゆが》んだなりにラクな姿勢を取り続けてしまうと、ますます歪みが強くなってしまうからなのです。例えば、自分が組みやすいように脚を組んだり、座りやすいように横座りをするというような姿勢習慣のことです。

側弯をこれ以上悪化させないようにするために、第5章で自分の姿勢習慣をチェックしてみてください。

②横から見た理想的な姿勢

①気をつけの姿勢で、かかと、お尻、左右の肩甲骨、後頭部を壁につける
②肩の頂点が体の真横に来る位置
③顔の面（ひたいとアゴを結んだ線）は壁と平行
④腰の部分に手のひら1枚分ほどのすき間ができる

②の肩が体の真横まで来る位置ですが、肩の頂点が、胸と背中の中心に来る位置です（拡大写真）。これが不十分な人が多いので、肩は十分に引いてください。肩が前に来ると背中が丸まるので注意してください。

③の顔の面が壁と平行というのは、後頭部を壁に付けた際に、ひたいとアゴを結んだ線が壁と平行になるようにします。柔軟性を失った背中の丸まりのせいで、頭を壁に付けようとすると、アゴが上がってしまう人が多いのです。

④の腰の部分に手のひら1枚分ほどのすき間ができるのは「S字彎曲《わんきょく》」のためです。すき間の目安としては2～4センチくらいです。手の厚みにもよりますが、

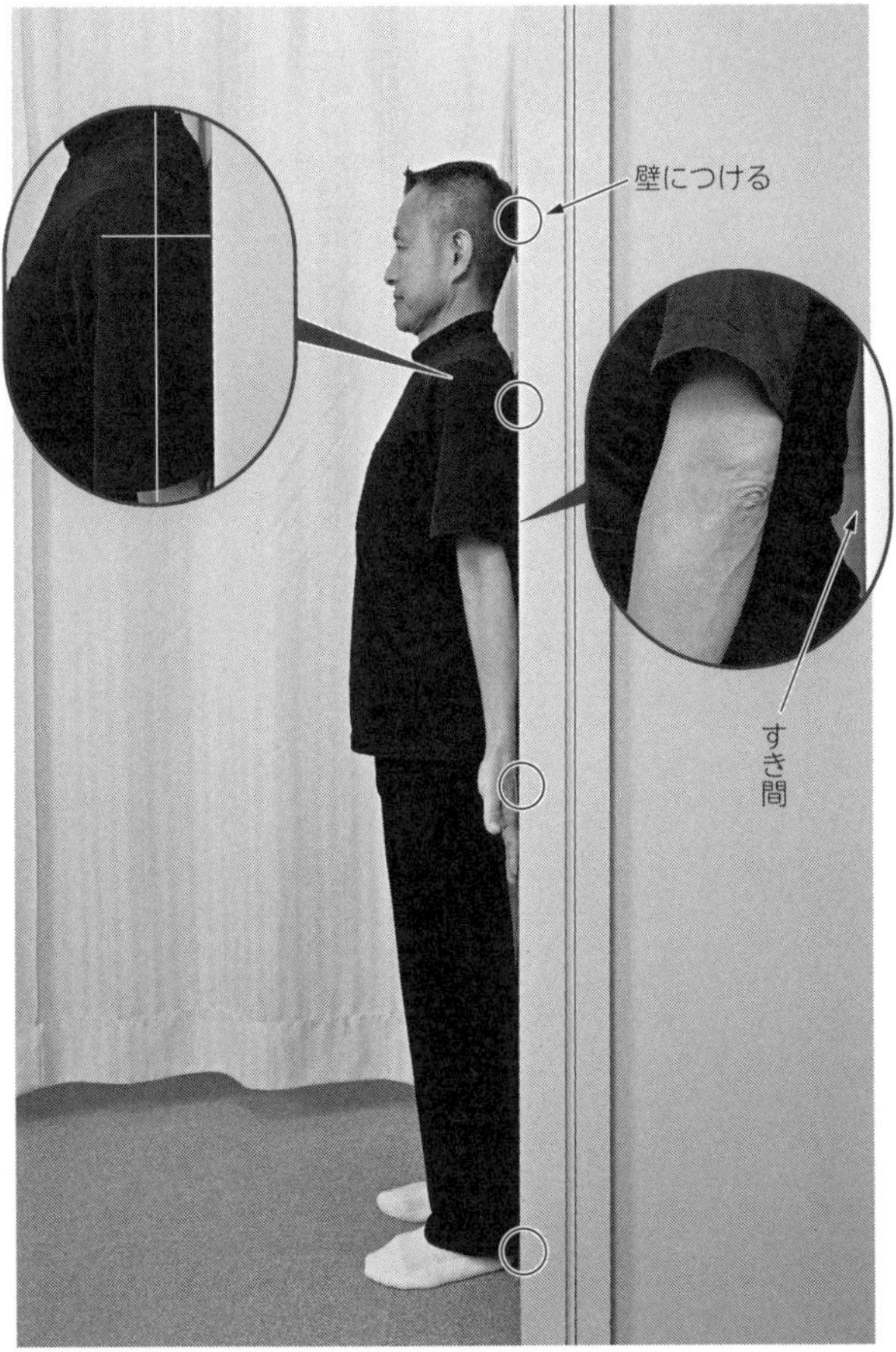
壁につける
すき間

手の指が入らないとするなら腰の前側への反りが足りないことになります。それとは逆に、手のひらを根元まで入れて、その手がすき間の中でバタバタと動かせるようだと、反りすぎということになります。

整った姿勢とは、威張った姿勢ではない

ところで、この姿勢を取ってもらうと「威張《いば》った姿勢を取ればいいんですね」という人がいますが、大きな間違いです。「威張る」というのは態度であって、見た目の姿勢ではありません。ただし、アゴが上がった姿勢は人を見下したように見えるで注意してください。先ほどもいったように、顔の面（ひたいとアゴを結んだ線）が壁と平行になるようにしてください。

第2章

あなたのねこ背タイプを
いますぐチェック！

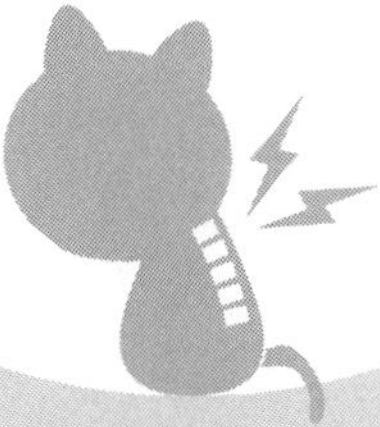

ねこ背5つのタイプ&チェック法

ねこ背とひとくちに言っても、その特徴によって5種類に分類されます。主に見た目による分類ですが、どれか一つということはなく、複数のねこ背をあわせ持つケースも珍しくありません。

はじめの3種類は、主に座った時に特徴的なねこ背。残りの2種類は、立った時に特徴的なねこ背です。

それでは、それぞれのねこ背の特徴と、痛みや不調が出やすいところを紹介していきましょう。

それでは、5種類のねこ背のタイプを分類するチェック法について紹介します。自分がどのタイプのねこ背なのか判定するために、写真で姿勢を撮影します。

やり方は、姿勢のことを意識しないで、リラックスして座っている時と立っている時の姿を、横から写真に撮ります。撮影した写真をもとに、60ページ～71ページのねこ背のタイプ別分類を参考に、どのタイプのねこ背か当てはめてみてください。なお、どれか一つということではなく、これも当てはまりそうだというものは、全部当てはまると思っていいでしょう。

その際、あまり服のたるみがあるとわかりにくいので、薄着で撮影してください。

次に、そのねこ背の重症度をチェックする方法です。背骨と筋肉の柔軟性のチェックともいえます。

壁に、かかと、お尻、背中、後頭部の4点をつけて立ちます。

さらに、次の点をチェックします。

●肩の頂点が体の中心にきている。
●顔の面（おでことあごを結んだ線）が壁と並行になっている。
●腰に手の平１枚分（２㎝～４㎝）ほどのすき間がある。

これをもって重症度をチェックします。

1

首ねこ背

首のつけ根に丸まりの頂点がくるねこ背

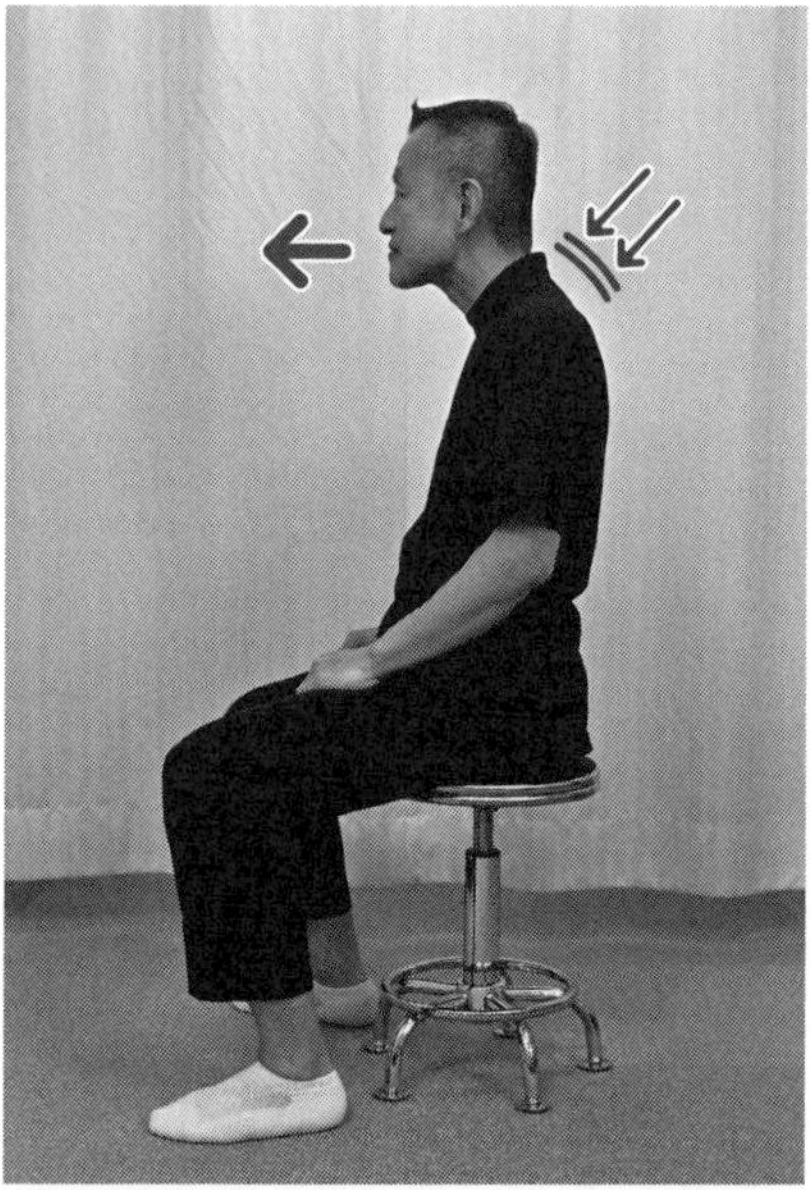

首ねこ背チェック法

☑ **かなり重症**……壁に後頭部がつかない

☑ **重症**……壁に頭がつくが、顔の面が壁と並行になるところまであごを引けない（あごを引くと頭が離れてしまう）

☑ **中症**……顔の面が壁と並行になるところまであごを引けるがかなり大変

☑ **軽症**……顔の面が壁と並行になるところまであごを引くのが少し大変

▽見た目の特徴

頭が前に突き出たように見えます。通勤通学途中などで、電車やバスで立ったままスマホを見続けていると、確実に首ねこ背になっていきます。

首ねこ背は、当然首に負担をかけるのですが、それだけではありません。首のつけ根に当たる、背中の上のほうにも負担をかけます。

▽痛みが出やすい場所

頭の重さが首にかかってくるので、首の不調につながります。例えば、首のコリ、痛み、寝違えやすい。首が動かしにくくなる（うがいで上を向きにくい、車の運転で後ろを振り向きにくいなど。肩から手の指先まで（うで、ひじ、手首、手含む）の痛み、シビレ、重だるさなど。

その他、背中の上の方から、のどや肺、心臓といった内臓をコントロールする自律神経が出ているので、のどが弱い（のどがかれやすい、痛くなる）。咳が出やすい。気管、肺、心臓にも負担をかけることになります。

2

背中ねこ背

背中の真ん中あたりに
丸まりの頂点がくるねこ背

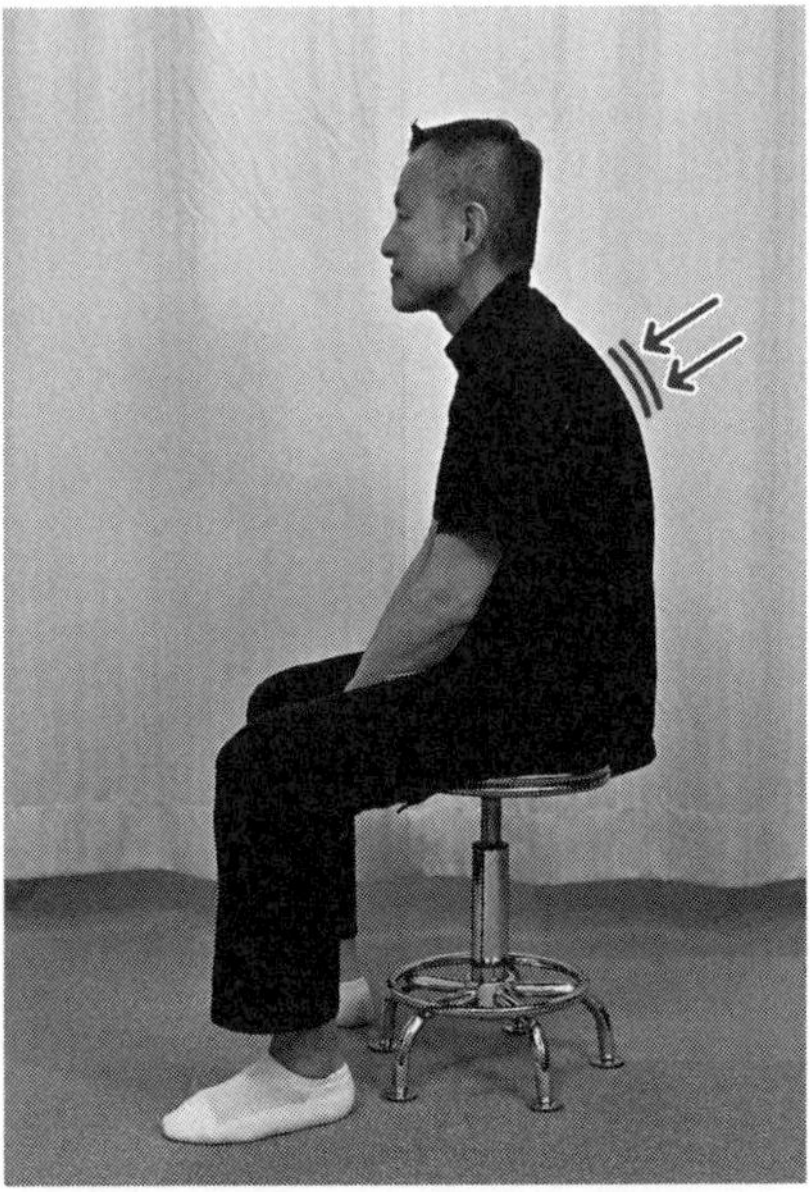

背中ねこ背チェック法

- ☑ **かなり重症**……壁に後頭部がつかない
- ☑ **重症**……壁に頭がつくが、顔の面が壁と並行になるところまであごを引けない（あごを引くと頭が離れてしまう）
- ☑ **中症**……顔の面が壁と並行になるところまであごを引けるがかなり大変
- ☑ **軽症**……顔の面が壁と並行になるところまであごを引くのが少し大変

▽見た目の特徴

一般的に、「ねこ背」といわれるタイプのねこ背で、多くの方がイメージするねこ背です。当然ですが、背中に負担をかけます。

▽痛みが出やすい場所

肩甲骨まわりのコリ、痛み。呼吸が浅くなる、胸や肋骨《ろっこつ》に沿った部分の痛みなどです。

その他、背中の真ん中あたりから、胃、肝臓、すい臓、小腸といった内臓をコントロールする自律神経が出ています。胃は自覚症状が出やすいので、胃がもたれる、ムカムカする、げっぷが出やすいなどが挙げられます。

3

腰ねこ背

腰に丸まりの頂点がくるねこ背

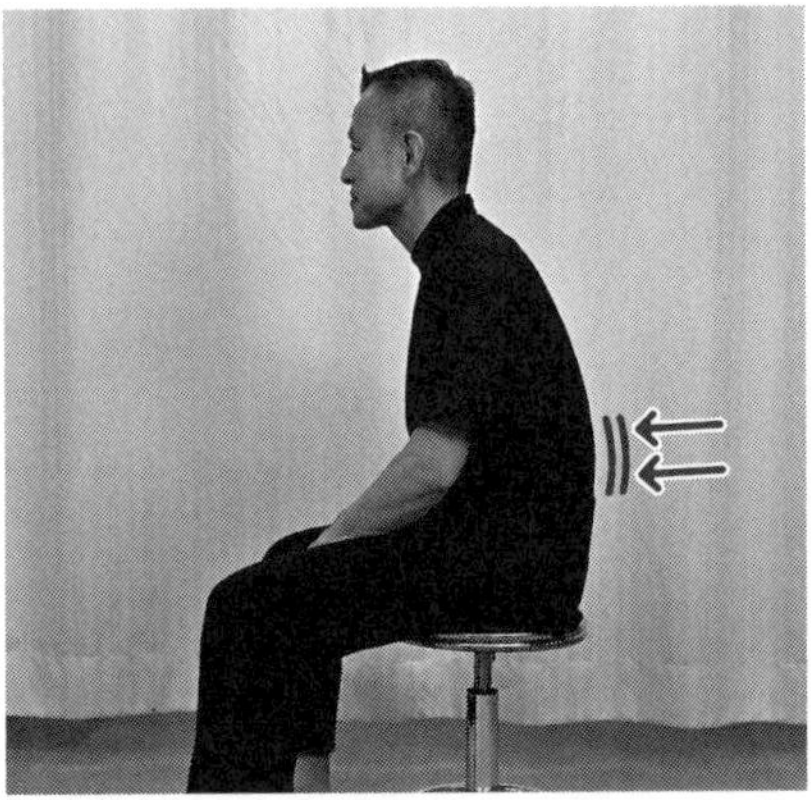

腰ねこ背チェック法

- ☑ **かなり重症**……腰を壁につけると、腰の丸まりがあるため、かかと、背中、頭が壁につかない
- ☑ **重症**……壁にかかとをつけると背中が壁から離れてしまう（腰の丸まりがあるため、背中が壁から離れてしまう。ただし、かかとを壁から離せば背中は壁につけられる）
- ☑ **中症**……かかととお尻と背中と頭を壁につけることができるが、腰と壁とのすき間がなく（閉じていて）、自力で壁から腰を反らすことが難しい
- ☑ **軽症**……自然な感じで立つと、腰と壁のすき間が閉じてしまうが、意識すれば壁から腰を反らして立つことができる

▽見た目の特徴

座った時にひどい腰ねこ背でも、立った時に腹ねこ背や尻ねこ背というケースもあります。これは、背骨に柔軟性がある証拠です。だからこそ、座った時に後ろに大きく膨らみ、立った時に前に大きく反ってしまうのです。このタイプの腰ねこ背は、意識して腰のふくらみと反りを押さえないと、腰に大きな負担をかけることになるので注意してください。

腰ねこ背の方の特徴として、腰の部分の皮膚が背骨の突起に合わせて変色している（色が濃くなっている）場合があります。

このねこ背の特徴は、座った時に顕著になることです。なぜかというと、立った時に腰に腰ねこ背があるとすると、その人は「腰曲がり」の状態になります。たしかに、ご高齢の方や、腰を伸ばすと腰痛が悪化する場合は、立っても腰ねこ背というケースがありますが、一般的に人は立った時には腰が伸びる（反る）ようになっています。

▽痛みが出やすい場所

腰ねこ背は当然ですが、腰に負担をかけます。

どのような不調につながるかというと、腰痛、腰の重だるさ。お尻から足の指先まで（太もも、ひざ、ふくらはぎ、すね、足首、足の裏、足の甲を含む）の痛み、シビレ、重だるさなどです。

その他、背中の下のほうから腰にかけて、大腸、膀胱、生殖器といった内臓をコントロールする自律神経が出ています。

ですので、お通じの問題（便秘、下痢、便秘と下痢の繰り返し）、腹痛、生理痛、などを引き起こしやすくなります。

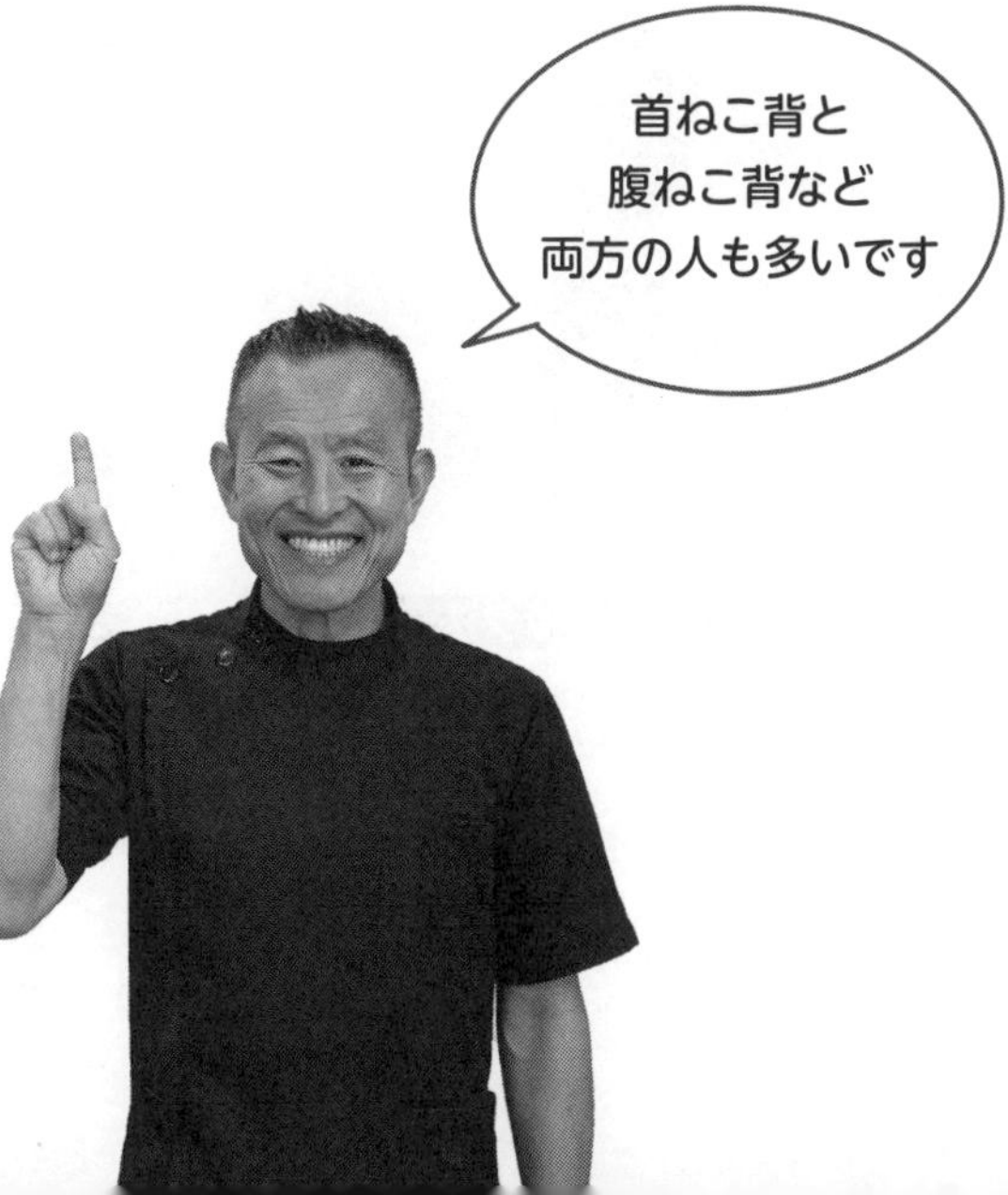
首ねこ背と
腹ねこ背など
両方の人も多いです

4 腹ねこ背

立った時に、お腹を突き出した立ち方をするタイプ

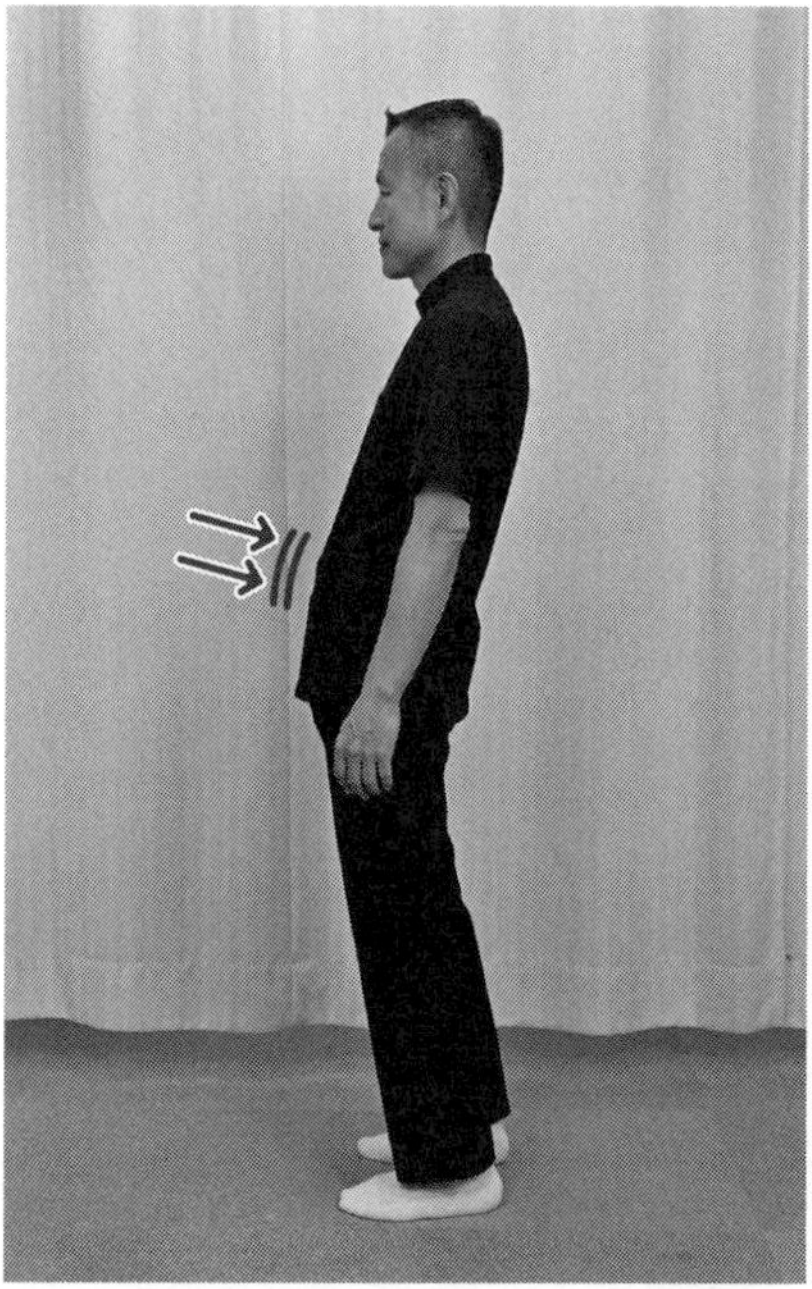

腹ねこ背チェック法

- ☑ **かなり重症**……かかとと背中は壁につくが、お尻を壁に付けるのがほぼ不可能
- ☑ **重症**……かかとと背中は壁につくが、お尻を壁につけるのが相当大変に感じる
- ☑ **軽症**……かかととお尻と背中を壁につけられるが、お腹を前に突き出したくなる

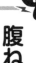

▽見た目の特徴

本来、立った時に腰が【緩《ゆる》やかに】お腹の側に反るのは普通（その状態が望ましい）のですが、その反り方が強くなってしまいます。

妊婦さんやお腹まわりの大きな方などがなりやすいのが特徴です。なぜかというと、立った時にお腹の側が重いことで腰が引っ張られてしまうからです。さらに、ハイヒールを履いた際に、かかとが上がることで、お腹を前に突き出してバランスを取ろうとする方も多くいます。その他の特徴としては、お腹を突き出すことで上半身は後ろに反り返ってしまいます。そこで、その上半身の反りを埋め合わせるように背中ねこ背や首ねこ背になりやすくなります。

▽痛みが出やすい場所

腰が強く反るだけに腰に負担をかけます。腰痛、腰の重だるさ。他にも腰ねこ背で挙げたお尻から足の指先まで（太もも、ひざ、ふくらはぎ、すね、足首、足の裏、足の甲を含む）の痛み、シビレ、重だるさや内臓関係の不調です。

5

尻ねこ背

立った時に、
お尻を突き出した立ち方をするタイプ

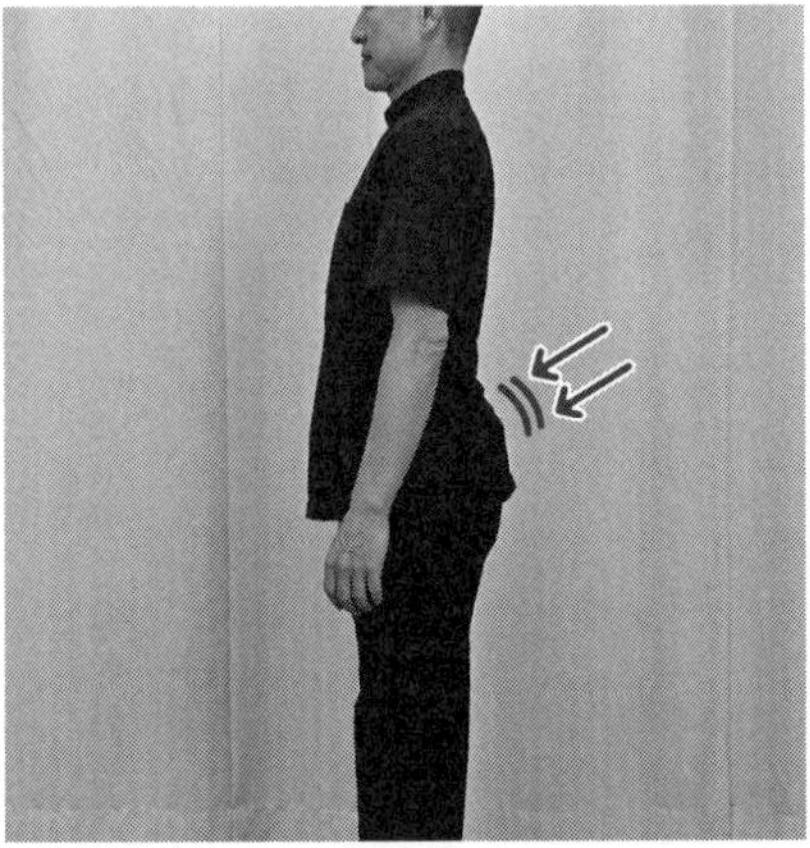

尻ねこ背チェック法

- ☑ **かなり重症**……かかととお尻と背中は壁につくが、腰と壁のすき間が１０㎝ほどあいてしまう。腰を壁に付けるのが不可能。
- ☑ **重症**……かかととお尻と背中は壁につくが、腰と壁のすき間が７㎝ほどあいてしまう。腰を壁に付けるのが不可能。
- ☑ **中症**……かかととお尻と背中は壁につくが、腰と壁のすき間が５㎝ほどあいてしまう。腰を壁に付けるのが困難。
- ☑ **軽症**……かかととお尻と背中は壁につくが、腰と壁のすき間が５㎝ほどあいてしまう。腰を壁に付けようと思えばつけられる。

▽見た目の特徴

こちらも腹ねこ背同様、立った時に問題になります。腰が【緩《ゆる》やかに】反るのではなく、強く反ってしまいます。立った時に、骨盤が必要以上に前傾してしまうのです。骨盤は背骨の土台なので、骨盤が前傾するとその真上に載っている腰が前側に倒れます。それが腰の反りを強くしてしまうのです。

単に立ち方のクセというケースも多いのですが、スポーツで足腰を鍛えた方の場合、足のつけ根の奥にある筋肉が発達し、腰がその筋肉によって前側に引っ張られて尻ねこ背になってしまうケースもあります。

▽痛みが出やすい特徴

尻ねこ背は、腰が強く反るだけに腰に負担をかけます。

腰痛、腰の重だるさ。他にも腰ねこ背で挙げたお尻から足の指先まで（太もも、ひざ、ふくらはぎ、すね、足首、足の裏、足の甲を含む）の痛み、シビレ、重だるさや内臓関係の不調です。

体の痛みは、ねこ背が原因だった

これまで紹介したねこ背のタイプに関係なく（どのタイプのねこ背でも）起きて不思議ではない不調を紹介します。

首こり・肩こり、筋緊張性頭痛、四十肩・五十肩、腰痛などです。

どのタイプのねこ背であっても、重たい頭を首や肩まわりの筋肉で支えることになるので首こり・肩こり、筋緊張性頭痛につながります。ねこ背が原因で腕を上に上げにくくなるので、それが長年積み重なって、四十肩・五十肩につながります。

腰・腹・尻ねこ背でなくても、座った時、腰に負担をかけてしまう人が大半です。理想的な腰のカーブは、緩《ゆる》やかにお腹の側に反っている状態です。それに対し、座った時はどうしてもその形を保つのが難しいので、つい骨盤が後ろに傾き、腰の反りが失われてしまうのです。これはある意味仕方ないことなのですが、その状態が長く続くと腰痛を引き起こしやすくなります。

第3章

ねこ背タイプ別 解消習慣&ストレッチ

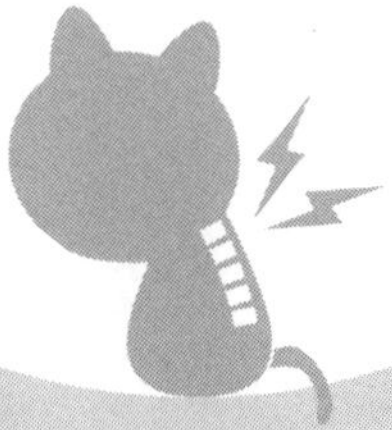

首ねこ背解消法 1

フロントリュック&バスタオル枕

10年前に比べ、ビジネスマン・ビジネスウーマンにもすっかり定着したリュック（バックパック）ですが、せっかくバシッとスーツに身を固めても、小奇麗な格好をしても、首ねこ背では台無しです。

そこで、リュックを後ろではなく、前に抱える「フロントリュック」がオススメです。満員電車では、リュックを前に抱えるようにアナウンスが流れたりしますが、普段から前に抱えるのが、首ねこ背解消の優れた対策なのです。

その理由は、首根っこを後ろからつかまれたら、首を前に突き出して逃れようとしますよね。まさに、後ろにリュックを背負うのが、この状態に近いのです。ストラップをしっかり引くことで、肩を十分に引けばまだしも、ストラップがゆるいと、首ねこ背が強まってしまいます。

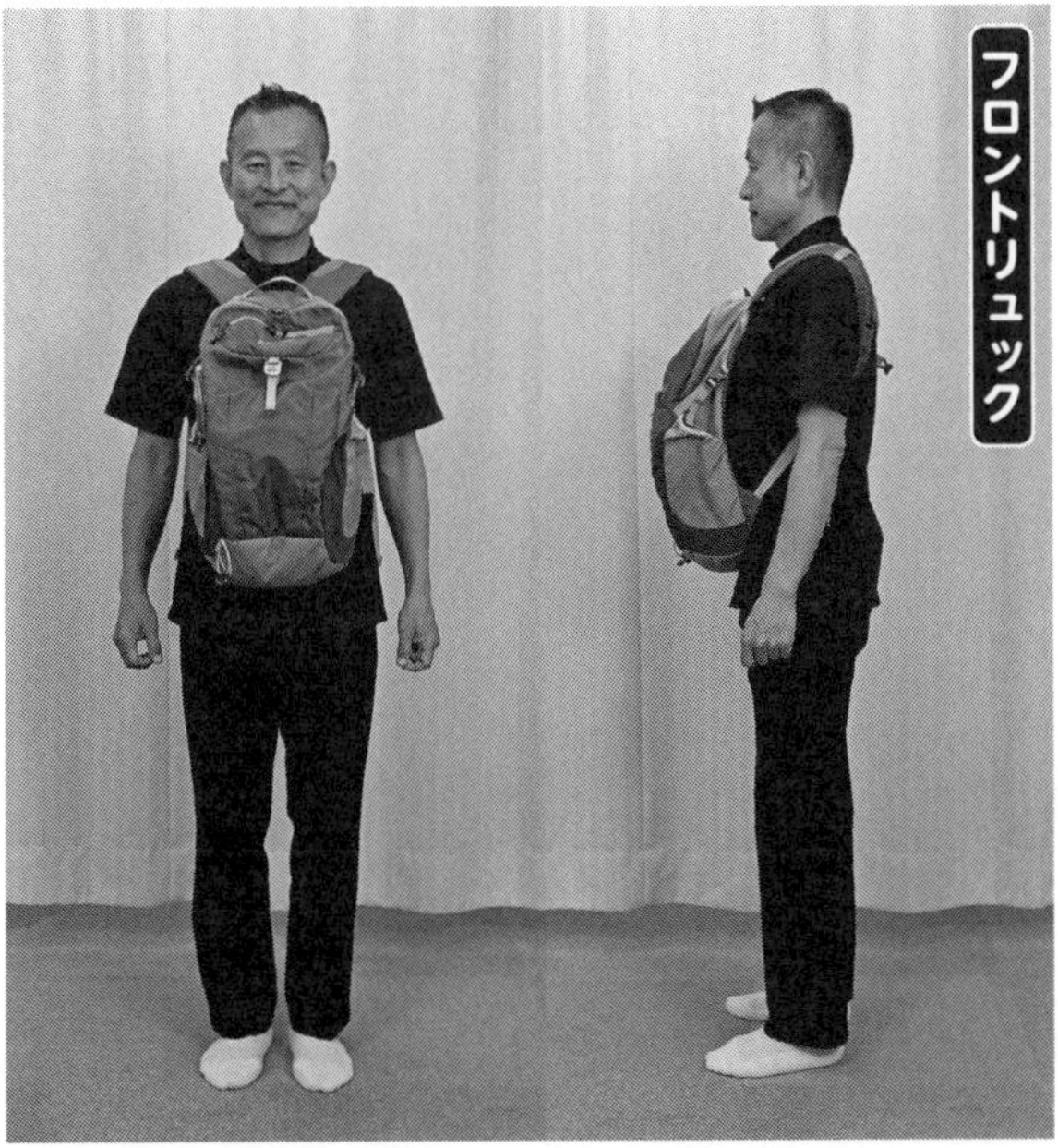

❶ リュックが前に来ることで、お腹を突き出しやすくなる（腹ねこ背になりやすくなる）ので、お腹を引っ込める筋トレだと思って、お腹を引っ込めるようにしてください。

注 ストラップをしめすぎると、肩が前に引っ張られるので、かえってねこ背気味になってしまう恐れがあります。フロントリュックの場合は、ストラップは適度に緩めるのがオススメです。あまり緩めすぎて下がってしまうと、歩く時に太ももに当たってしまうので、ほどよい長さに調整してください。

バスタオル枕

枕が高い人（頭を枕に載せた高さが10㎝以上ある人）は、あお向けに（上を向いて）寝た時に、強制的に首ねこ背を助長してしまいます。これでは、首ねこ背解消は不可能です。

そこで、オススメなのがバスタオル枕です。

とはいっても、バスタオルを枕の代わりにするだけなのですが、優れた点が3つあります。

①新たに買わずに済む（経済的）
②丸洗いできる（衛生的）
②高さが自在に変えられる（枚数、たたみ方により）

みなさんのご家庭に余っているバスタオルがあれば、ぜひ使ってみてください。

理想の高さは、【横寝をした時に、頭が落ちても不快ではない最低の高さ】です。

もし、枕がなくても快適に寝られる人は、枕なしでＯＫです。なぜなら、枕がないことで、あお向けに寝た時に、重力で背骨を真っすぐに伸ばす力がかかるからです。また、バスタオルの肌触りがごわごわしているような場合は、枕カバーを使ってもらえれば解決します。

私も30年以上、バスタオル枕を愛用しています。旅行先のホテルでも、バスタオルを枕にして快適に寝ています。

ぜひお試しください。

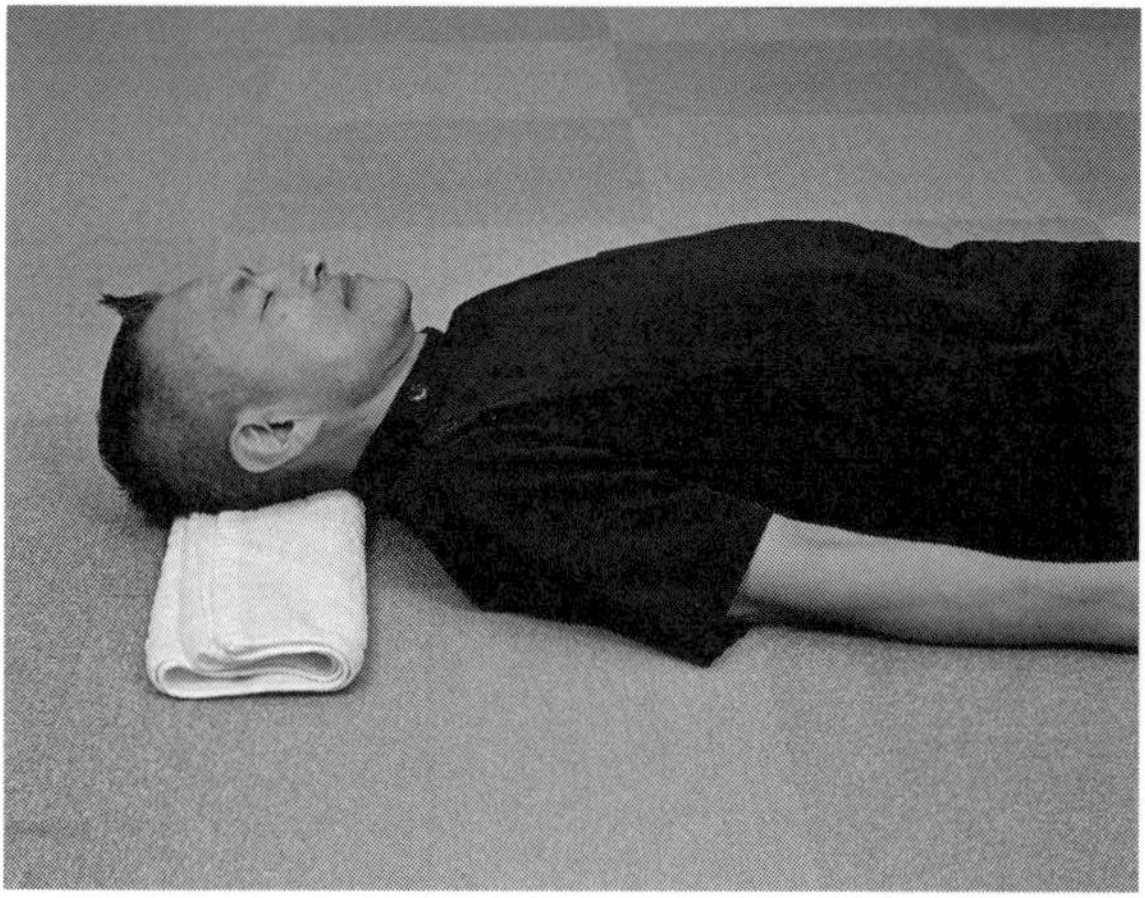

2 背中ねこ背解消ストレッチ

特製キャットトレ棒で背中ねこ背がよくなる!

背中ねこ背の解消法としてオススメなのが、キャットトレ棒です。「何だそりゃ」って感じですが、バスタオルを直径10㎝くらいのロール状に丸めたものです。これを、背中ねこ背の頂点に当てて、あお向けになるだけ。たしかに、職場や通勤中にというわけにはいきませんが、自宅にいつでも使えるように作って置いておけば、テレビを見ながらでも、スマートフォンを見ながらでも、寝ながら背中ねこ背を伸ばすことができる超絶オススメの方法です。実際、これを教えた人は、「ねこ背も伸びるし、テレビも（スマホも）ねこ背にならずに見れるしイイねぇ」とおっしゃってくれます。

家に帰って、すっかりねこ背姿勢でテレビやスマホを見ている方は、ぜひ、ねこ背を伸ばしながら楽しんでください。

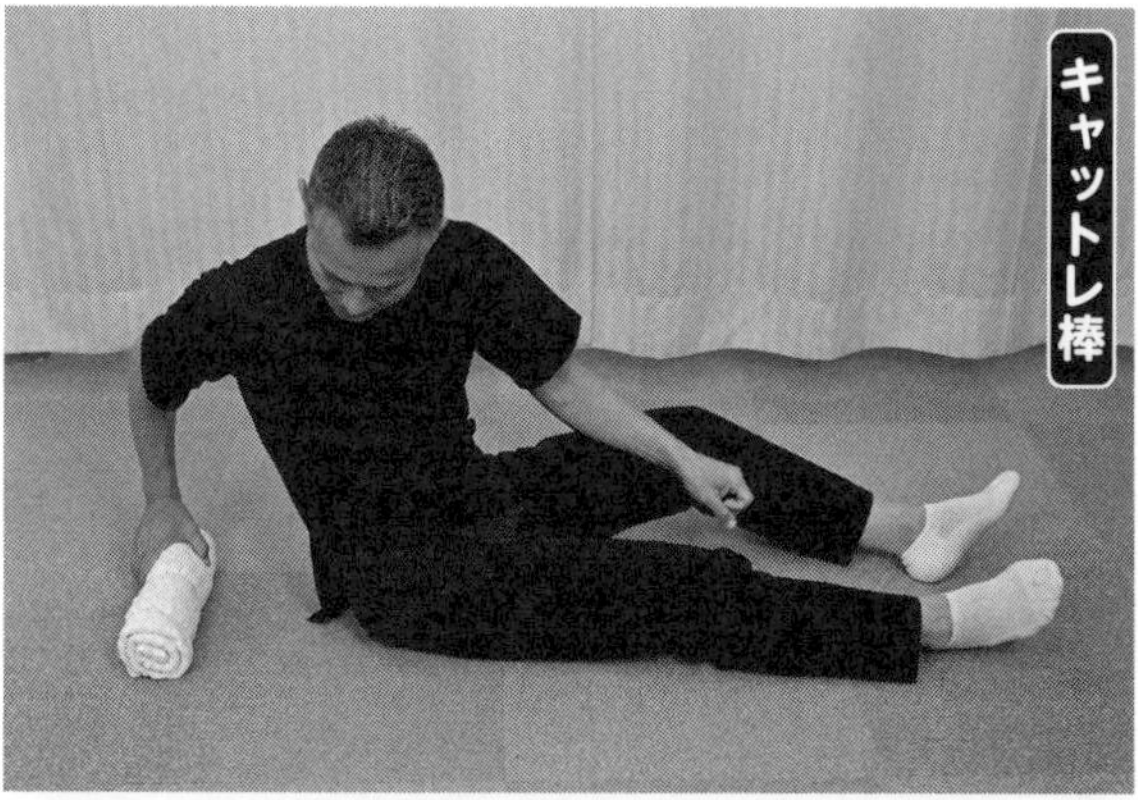

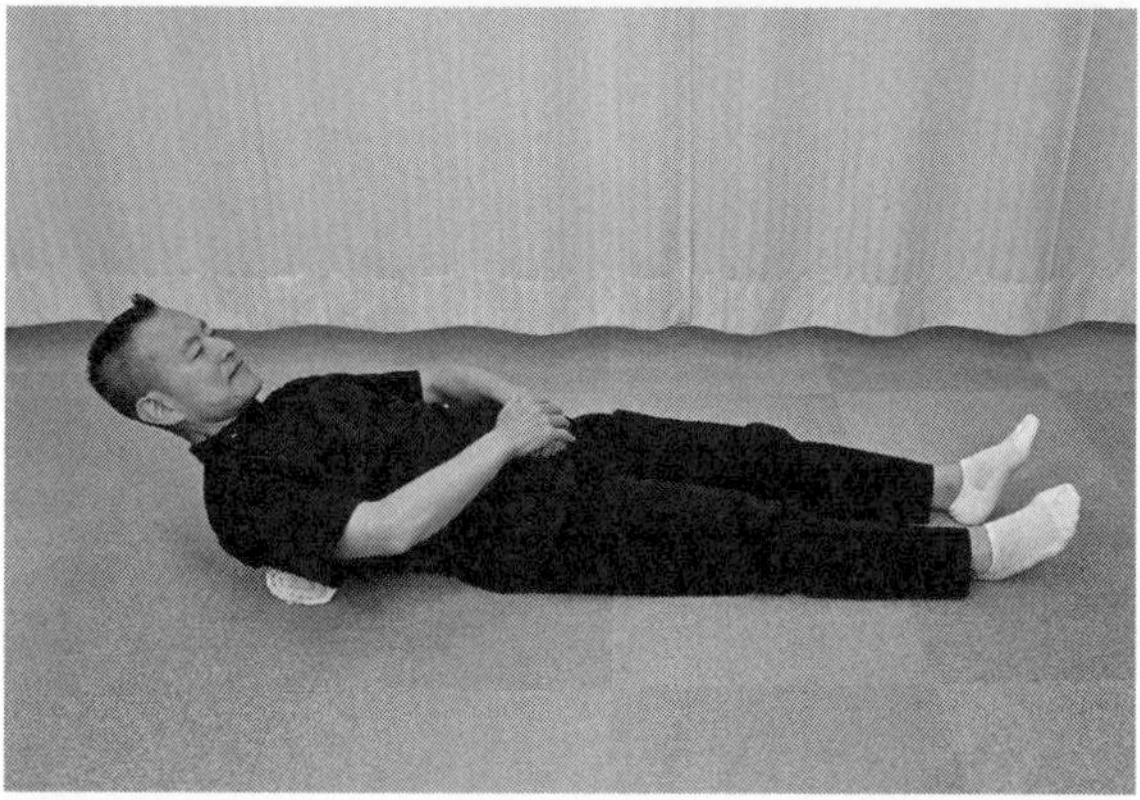

❶ 厚さ約5～10センチに巻いたバスタオルに、背中の丸まりの頂点が当たるように静かにあおむけになります。

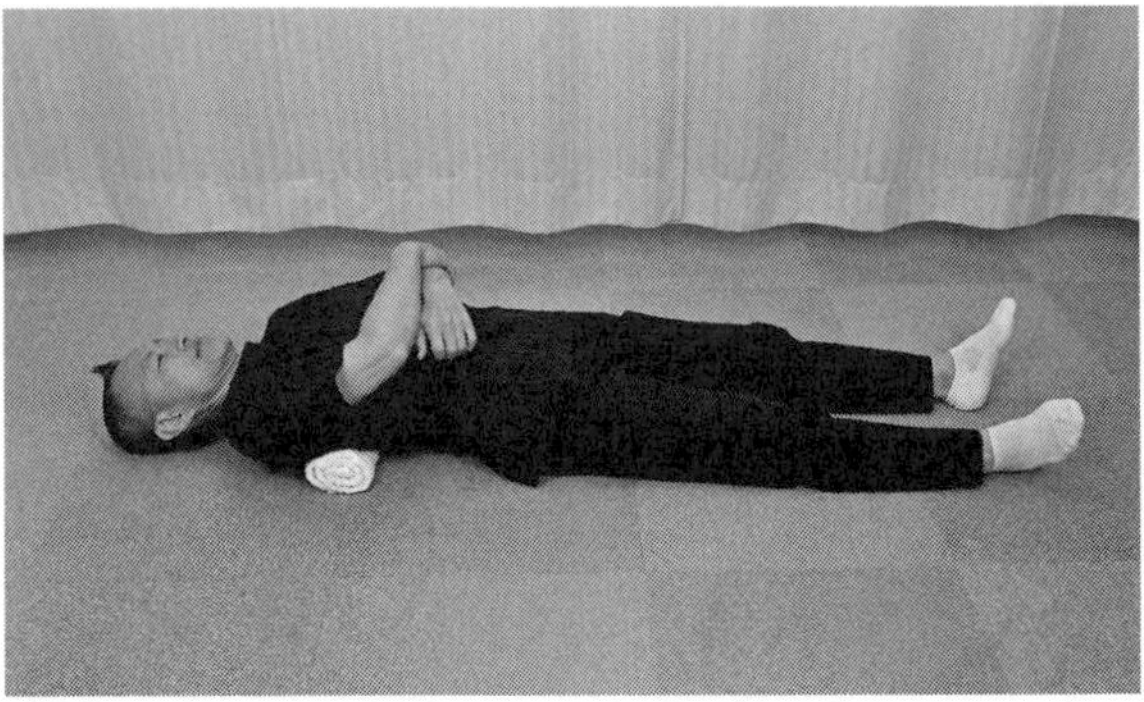

❷ あおむけのまま 10 分から 15 分背中を伸ばします。

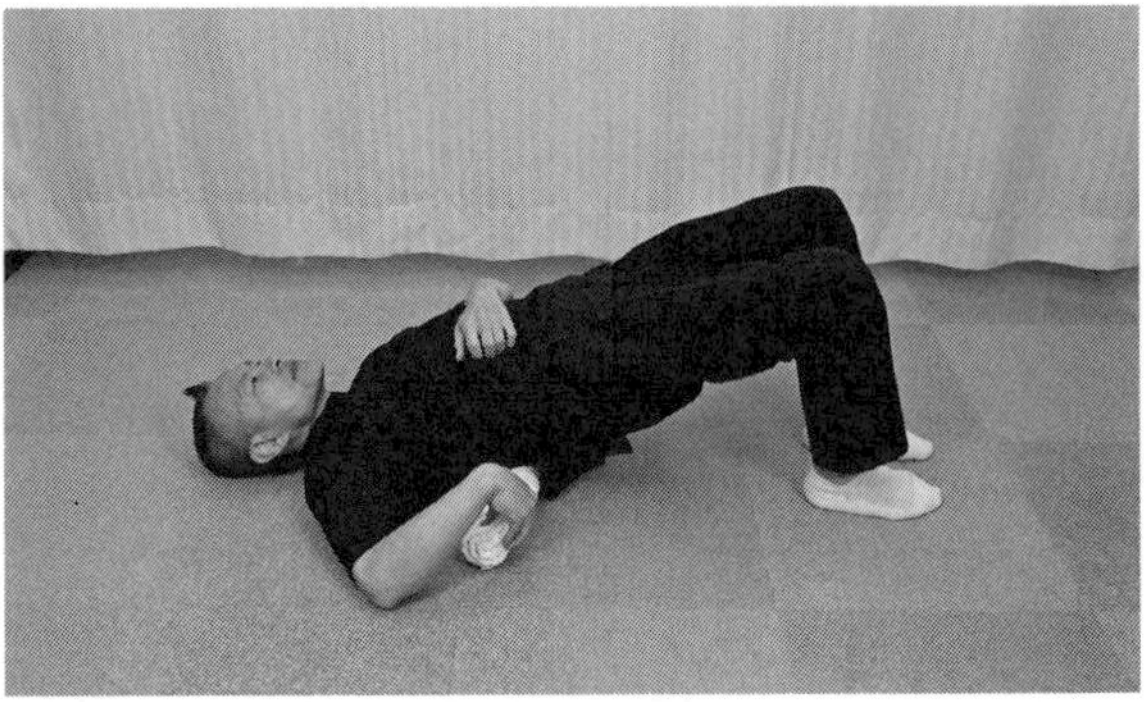

❸ タオルを抜く時は、高くお尻を持ち上げて横から抜いてください。

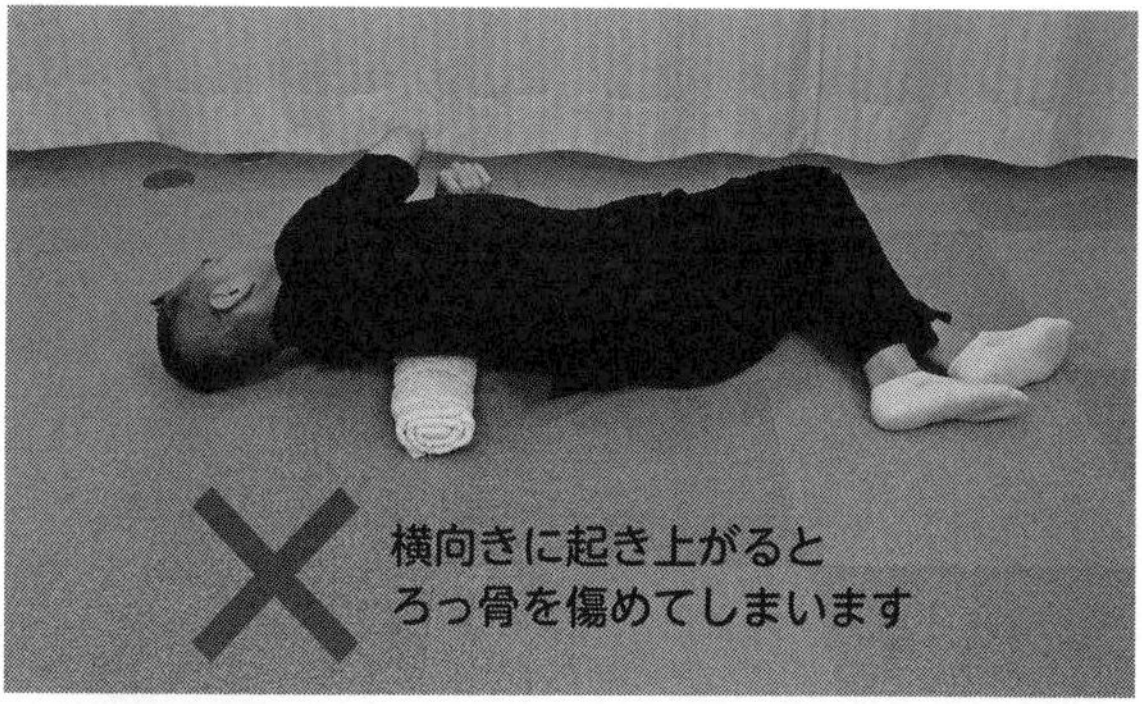
横向きに起き上がると
ろっ骨を傷めてしまいます

重要なポイント

- 横向きに起き上がったり、就寝時には使わないでください。ろっ骨を痛めることがあります（上の写真）
- 10 分ほど使って「気持ち良い」と感じる程度にタオルの太さを調整してください
- タオルを背中に当てた時、腰が反りすぎるように感じたらヒザを立ててください

ポイント

- 畳かカーペットの上が適しています（ほど良い柔らかさ）
- ベッドや布団の上で使う時は沈み込む分、太めに巻きます
- アゴが上がって不快な場合、タオルなどを頭の下に入れて調整してください
- タオルの位置は多少上下してもかまいません
- 輪ゴムで留めるか、ヒモで縛っておき、いつでも使えるようにします
- 1 日中、いつやっていただいても結構です

③

腰ねこ背解消ストレッチ

だんだん、腰が反るようになってきます

腰ねこ背を解消する一つ目が、先ほど紹介した【キャットレ棒】です。キャットレ棒を腰の真ん中に当てるのです。こうすることで反りにくくなった腰を反らす柔軟性を付けることができます。

二つ目が、反り起き体操です。これも、ご自宅でやることになると思うのですが、腕立て伏せの要領で腰から上だけを反らします。この状態で20秒続けてみてください。

徐々に腰が反る柔軟性が身についていきます。痛かったら決して無理をしないでください。ヒジを伸ばす具合を調整して痛くない範囲でやりましょう。

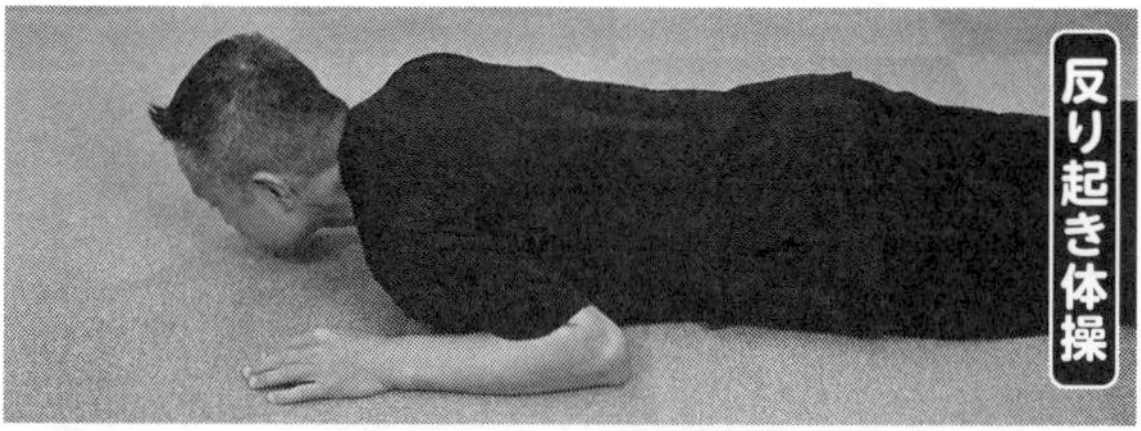

❶ うつ伏せの状態から、腕立て伏せの要領で上半身だけ反り起きます。

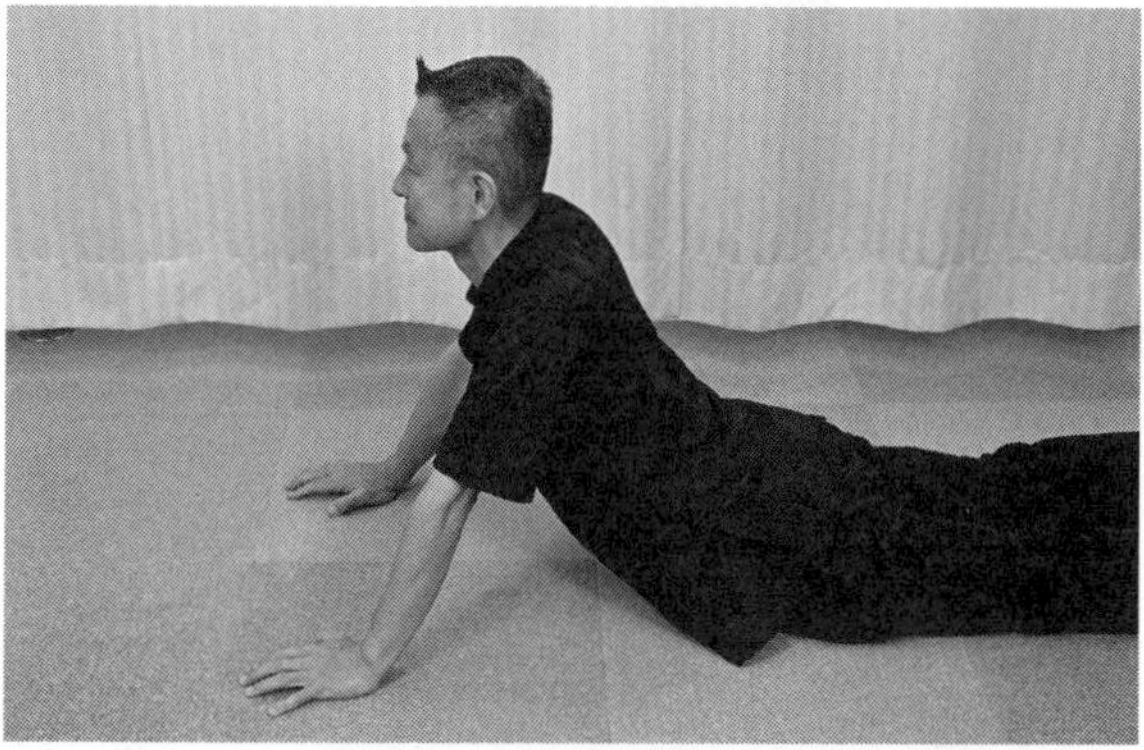

❷ 腕を伸ばしきります（腕を伸ばすのが大変なときは、できる限りの範囲で）。

❸ 深呼吸を２回して、うつ伏せに戻ります。

❹ これを５回繰り返します。

4 腹ねこ背解消ストレッチ

お腹をラクに引くことができる

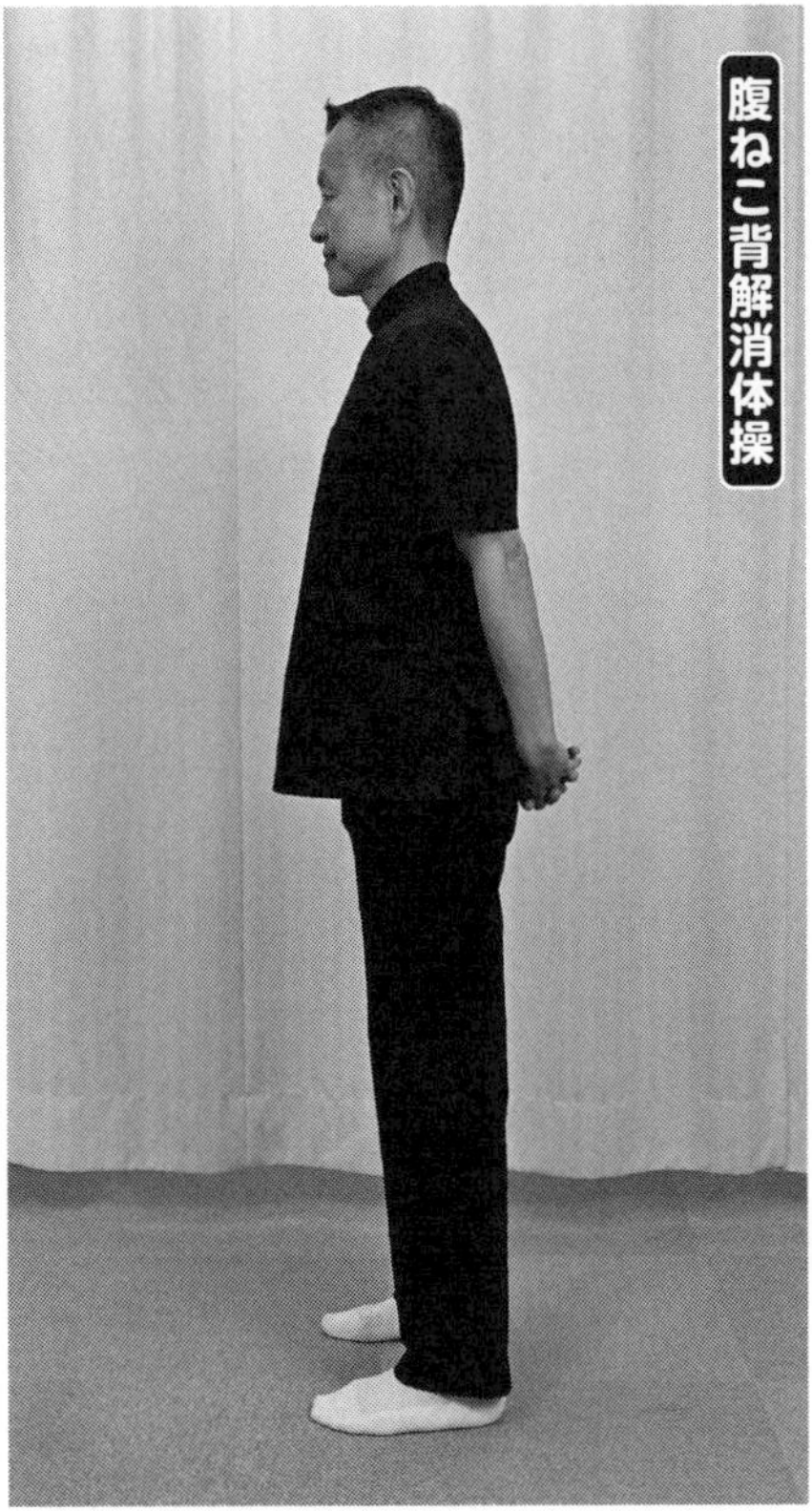

❶ 足を肩幅に開いてお尻の後ろで指を組みます。

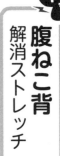

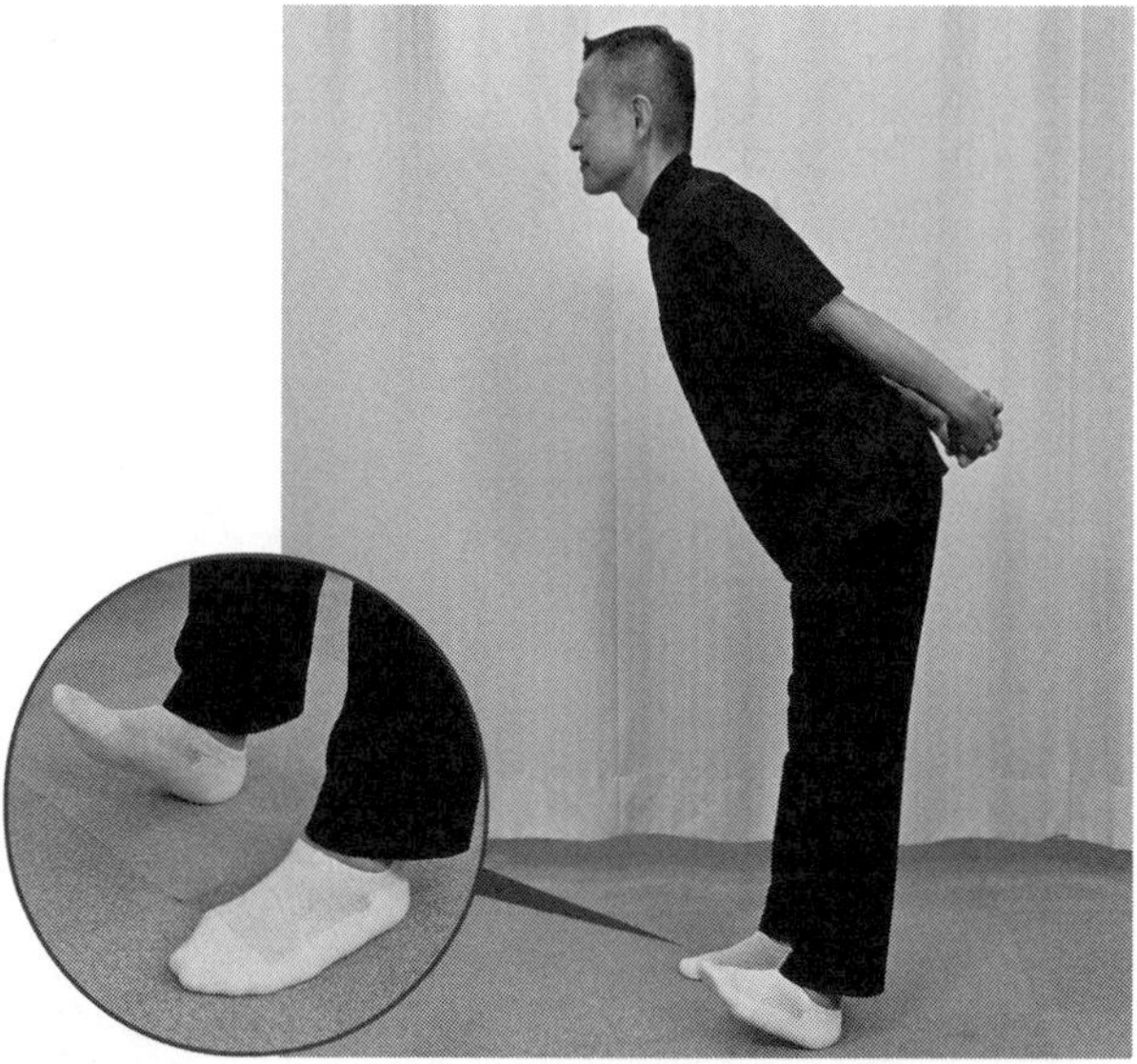

❷ 肩を後ろに引きながらお尻を後ろに引いていきます。

❸ 左のつま先をなるべく高く持ち上げてそのままゆっくり深呼吸を 2 回（約 20 秒）。終わったら反対側もやります。

やった後お腹を引くのがラクなはず。10 分以上立つ時に最低 1 回やってみてください。

悪い例としては、

- 腰が丸まってしまう
- つま先の引き起こしが弱い

効果が半減してしまうのでご注意ください。

5

尻ねこ背解消ストレッチ

壁を使って、体のクセをとっていこう

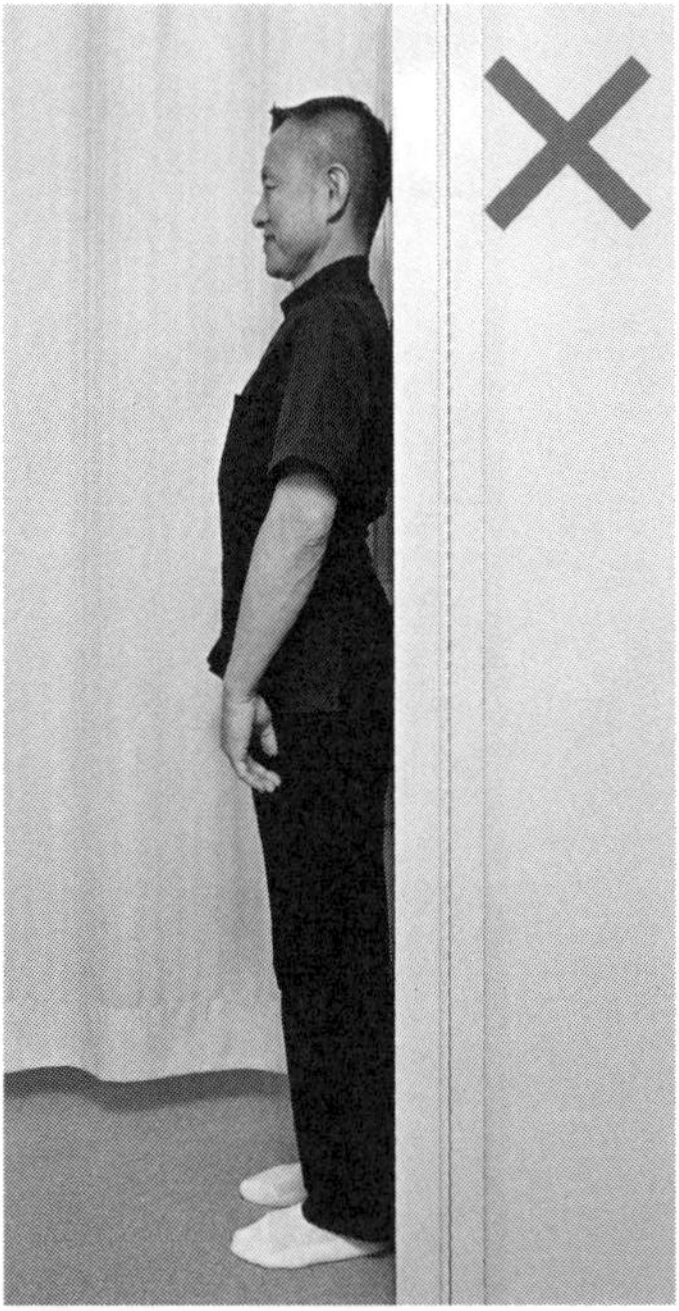

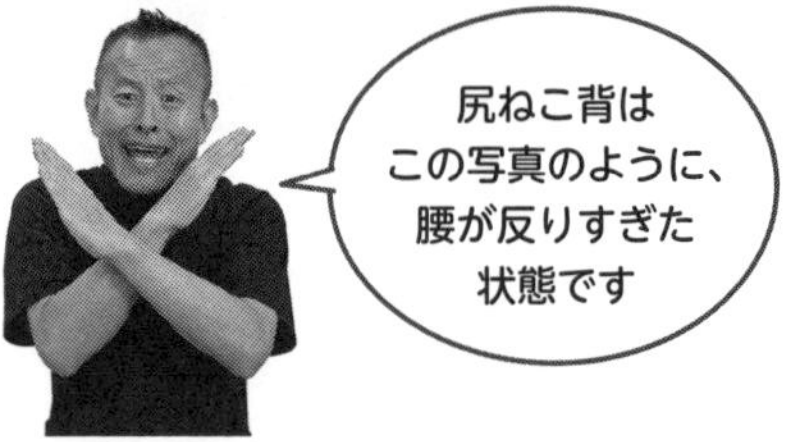
尻ねこ背は
この写真のように、
腰が反りすぎた
状態です

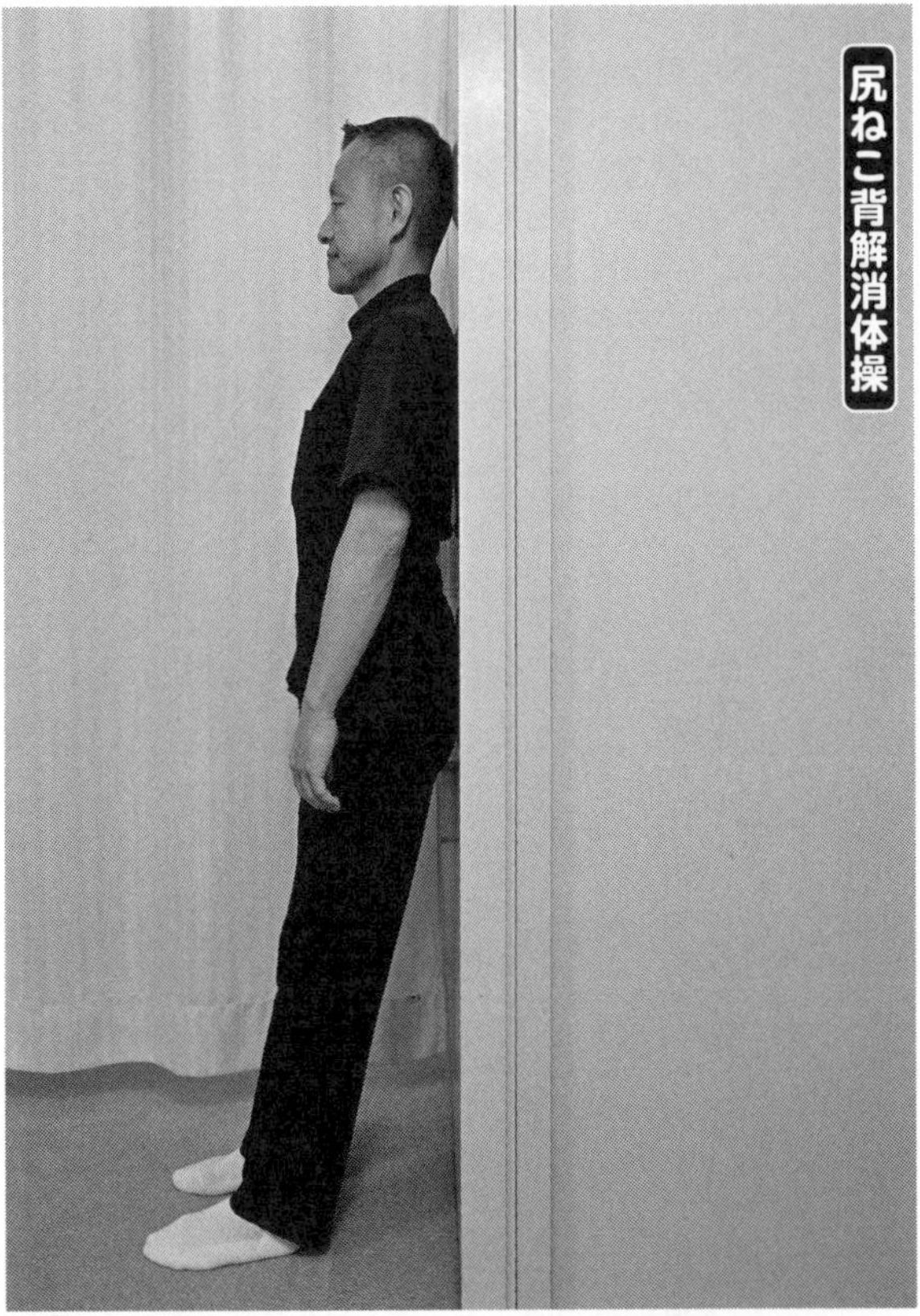

❶ かかとを壁から 20 センチ離して、お尻、背中、頭を壁に付けます。

❷ 骨盤を後ろに倒すようにして、腰の反った部分を壁に押しつけます。恥骨を前に突き出す感じです。楽勝で出来たら、かかとを5センチ壁に近づけて練習します。そこで楽勝に出来たら、さらに5センチかかとを壁に近づけます。

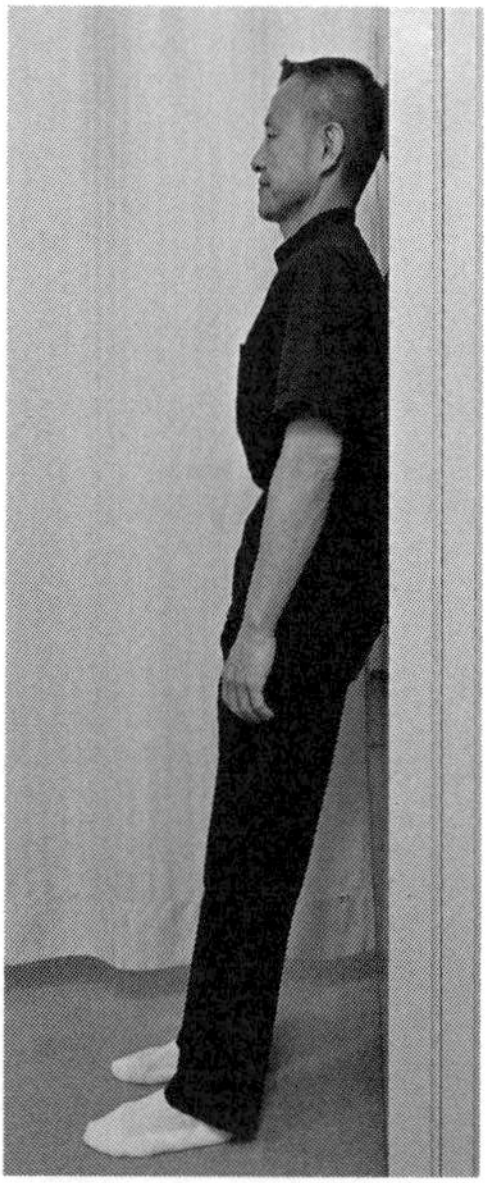

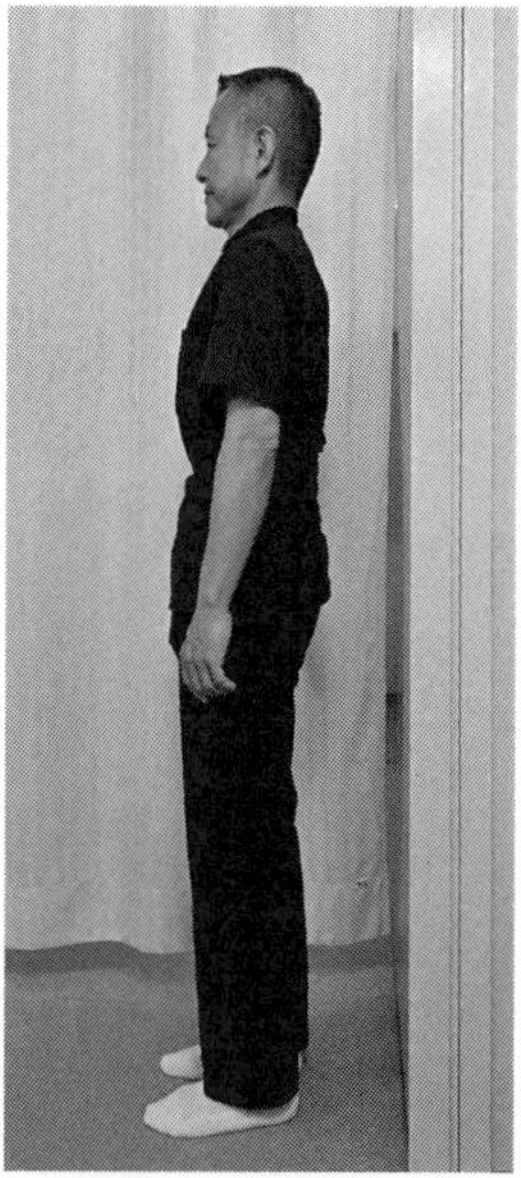

❸ これを繰り返して、最後かかとを壁につけて腰を押し付ける事ができるようになれば壁のない所でもできるようになります。

どのねこ背タイプの人にもおすすめの解消習慣

整座（基本姿勢）

上半身を地球に対して垂直にして座る座り方、【整座】を紹介します。

①軽くお腹を前に突き出して座る。
②腰の真ん中にある背骨の５ミリ横を強めに押し続ける。

胸を前に突き出すと、背骨の横の筋肉が硬くなります。これは、体が傾いたことによって、筋肉が頑張っているからです。

次に、頭を後ろに引いていくと、筋肉が柔らかくなるポイントがあります。この角度が垂直ポイントです。

そのまま体の角度を変えずに顔は正面に向け、手のひらを上にして脚のつけ根に置きます。

これで整座の完成です。とても簡単なので、一日に何度もやりましょう。

ただし、手が脚のつけ根にあると何もできないので、体の角度を保ったまま、手は自由に動かしていただいて結構です。

この整座を30分余裕で出来るようになるのが目標です。まずは15分を目標にやってみてください。

早い人なら2週間くらいでできてしまいます。遅くとも2か月あれば、十分できるようになるはずです。

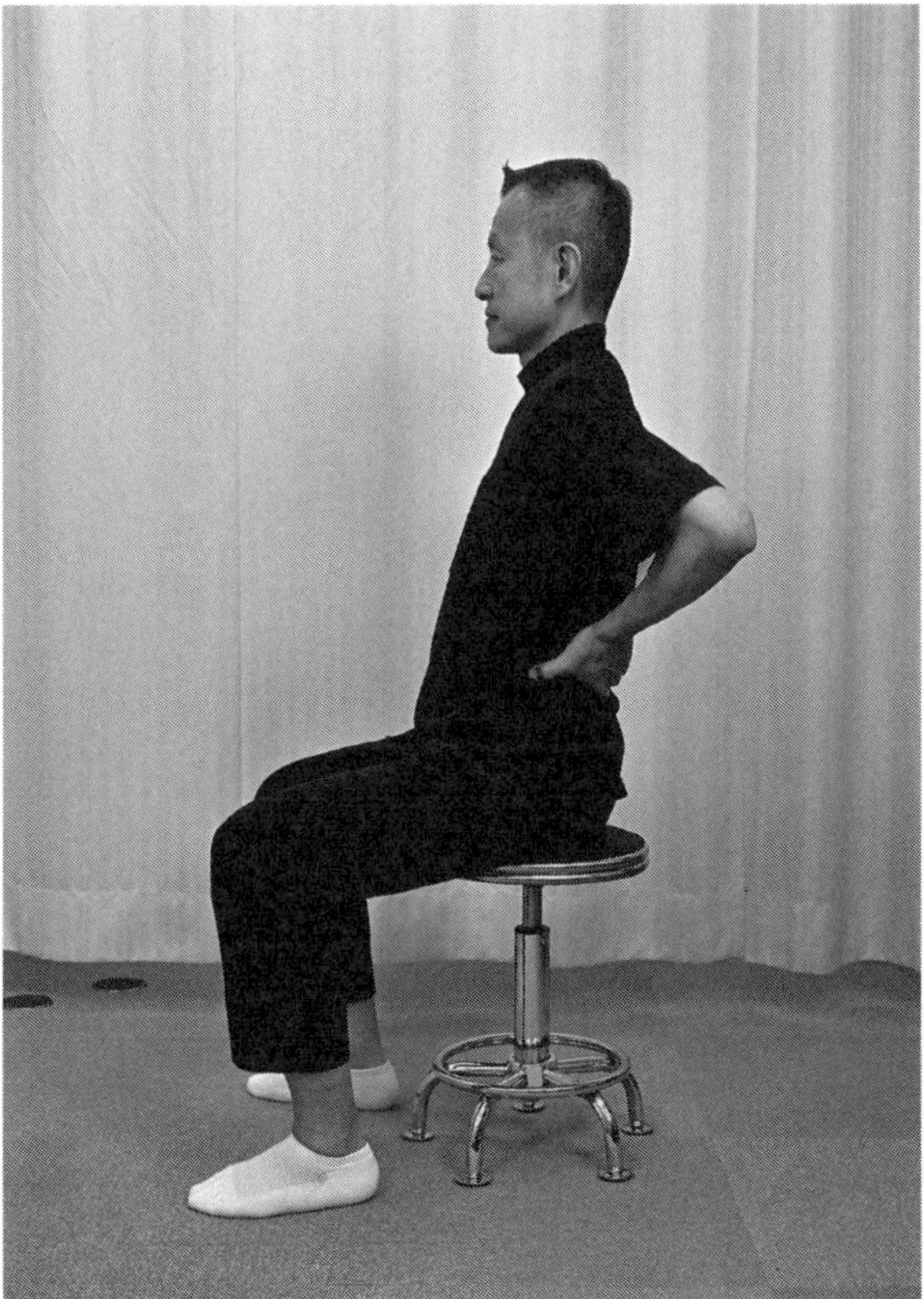

❶ 軽くお腹を前に突き出して座り、腰のまん中にある背骨を探り当てる。

❷ 背骨の５ミリ横を強めに押し続ける。

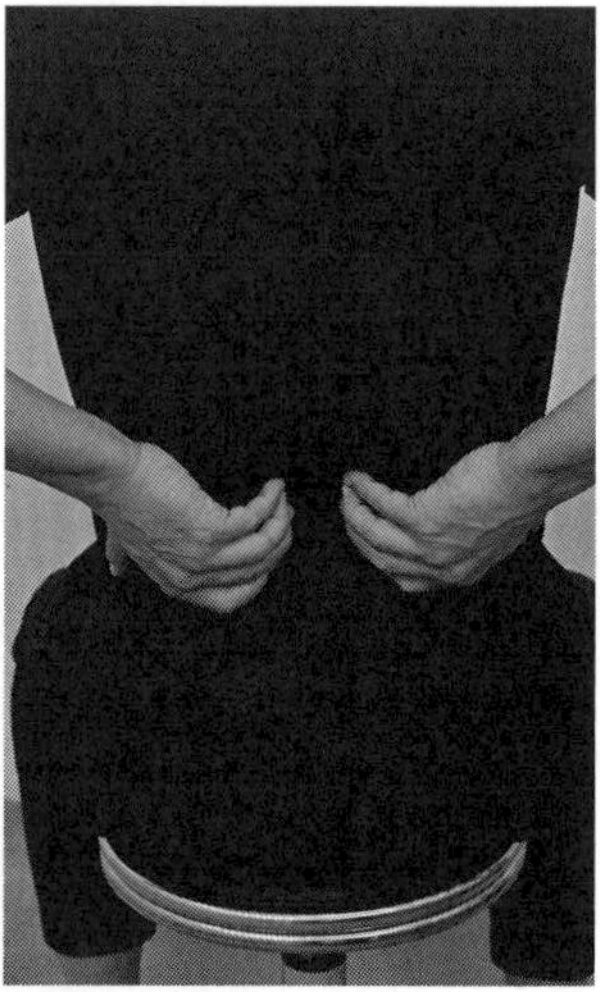

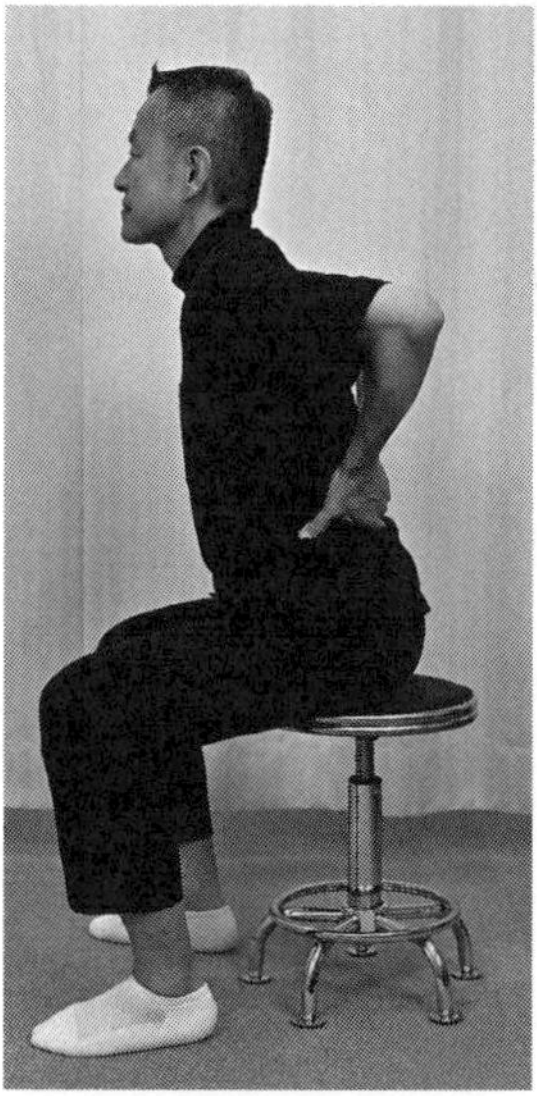

❸ 胸を突き出すように前傾すると、筋肉が硬くなるのがわかる。

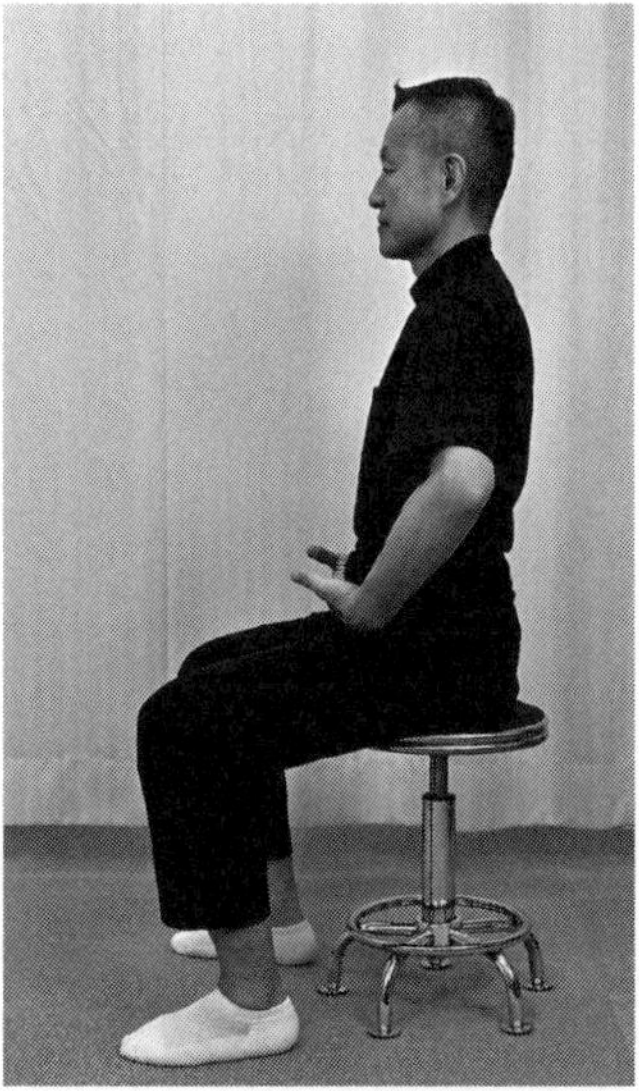

❹ 体を起こしていくと、筋肉がフワッと柔らかくなるのが垂直ポイント。手の平を上に脚のつけ根に置く。

ポイント

- 目標30分。最初は１分でもOKです。徐々に時間を延ばしていきます
- 腰の反りすぎには注意し、腰に痛みや違和感が出たら無理をしない
- 前側の脚のつけ根が疲れてくるのは自然です

スマホの位置を高くする

あなたがスマホを使うとき、ねこ背になってませんか？

下を向かずにスマホを使うなんてムリ～って思ったあなたに実践してほしいオススメの方法があります。

①スマホを持たない手を握ります。

②その手を反対側の脇腹にあてます。

③スマホを持った腕を載せて高い位置で使ってください。

この方法を実践する上で知っておいてほしいことです。スマホを高い位置で使っていると腕が疲れてきます。

その腕の疲れが休憩の合図だと思って、キャットレッチ（114ページ）や首、腕を回すなど筋肉を元気にして　再びスマホを使うようにしてください。

❶ スマホを持たない手を握り、その手を反対側の脇腹にあてます。

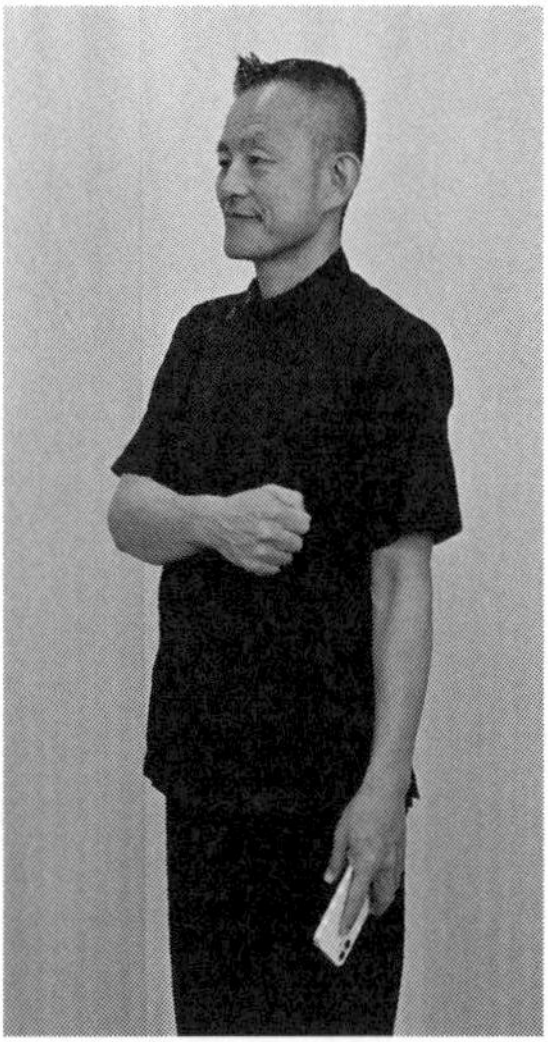

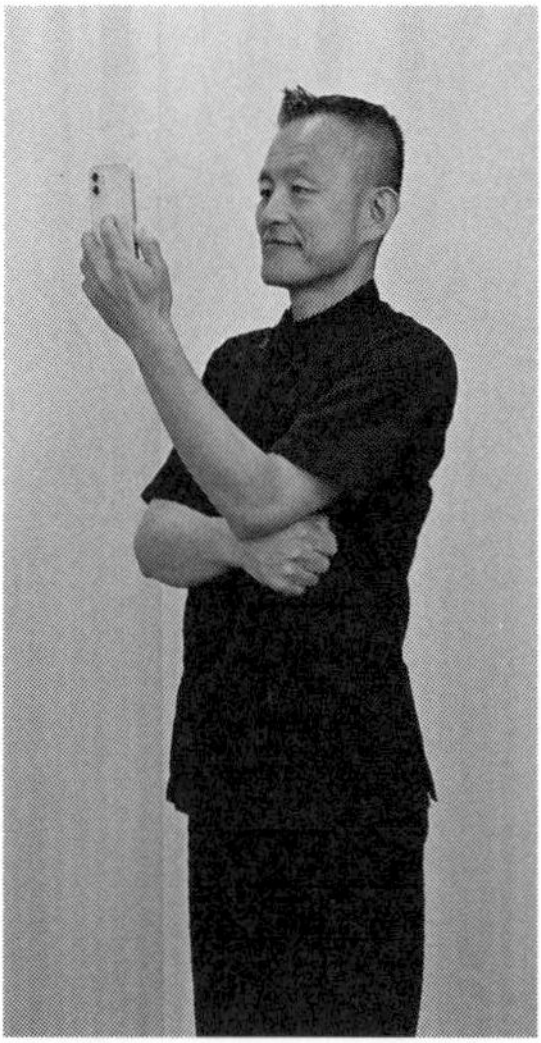

❷ スマホを持った手の腕を❶の手に載せて、スマホを高い位置にキープ。

引き座（イス）

学生やデスクワークの仕事をしている人は、座り時間がどうしても長くなります。その間、自力で姿勢を保っていられればいいですが、気がつくと丸まっていませんか？　勉強や仕事など、他に集中すべきことがあると、姿勢の優先順位は後回しになってしまいます。

そこで、あまり意識しなくても、背もたれを使って骨盤を立てて座れる方法（その結果背中を伸ばして座れる方法）を紹介します。

①前かがみのままお尻を背もたれに当たるまで引く
②そのまま上体を起こす

ポイントは、お尻を背もたれにしっかり当てるまで引くことです。
ただし、背もたれが後ろに傾いている場合、お尻（骨盤）は背もたれに支えさせますが、背中まで寄りかからないよう注意してください。そっくり返ってしまいます。普段、電車やバスなどをご利用の方は、ぜひ座席で試してみてください。

❶ 前かがみになって、背もたれとのすき間がなくなるまでお尻を引く。

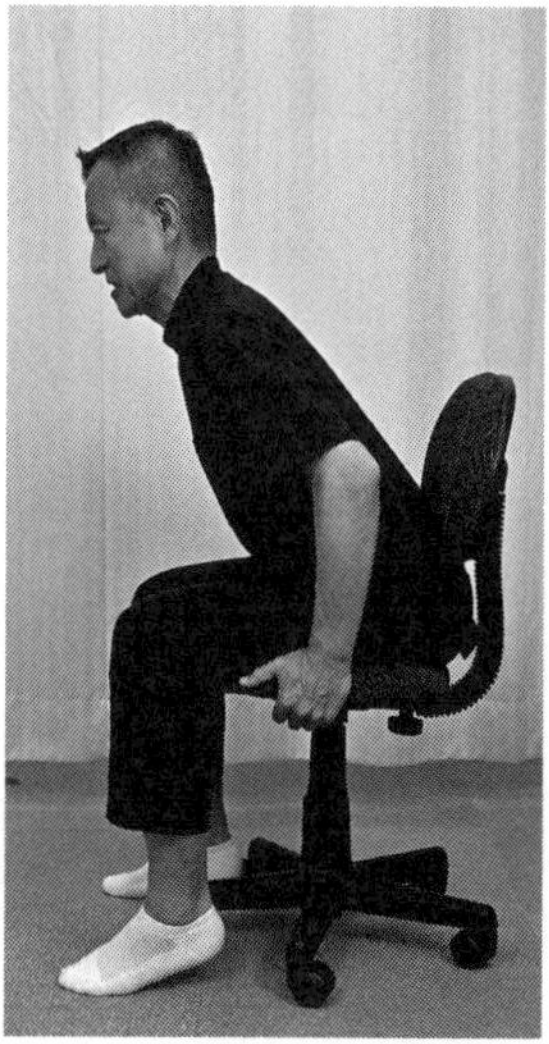

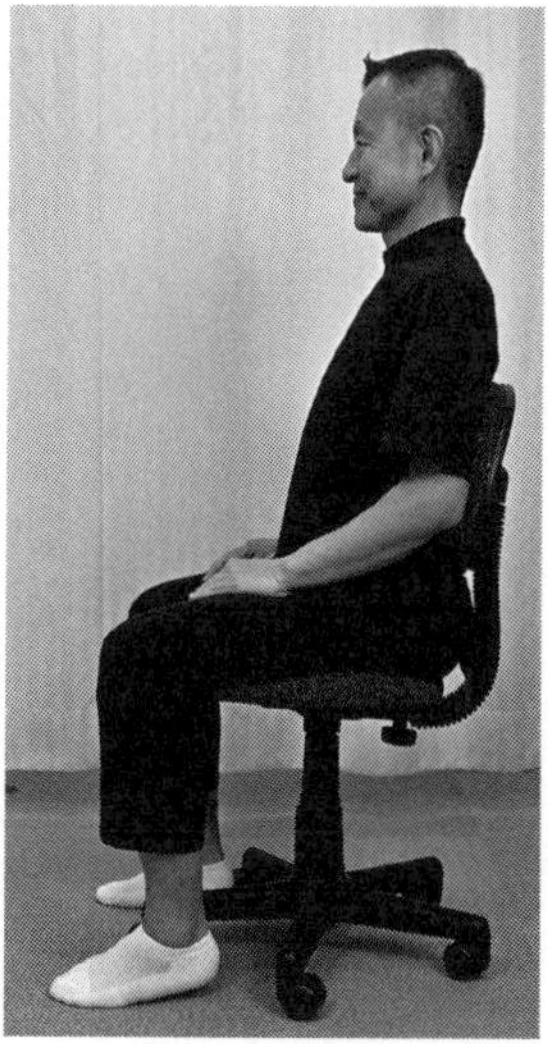

❷ そのまま上体を起こす。

引き座（床）

壁・クロゼット・ソファーやベッドの縁《ふち》など寄りかかれるところを探します。

①あぐらか長座をします。

②やや上を向く感じで前かがみになります。

③お尻が壁に当たるまで引いて上体を起こします。

この、床でやる引き座、これまで背中を丸めていた人がやると「気持ちい〜」っていってもらえます。ご家庭で、床に座る生活をしている方に非常にオススメの座り方です。

MAX腕回し

デスクワークや家事、勉強など、同じ姿勢を続けていると、肩や背中まわりが凝り固まってきます。そこで、肩と肩甲骨、背中まわりの筋肉を効果的にストレッチする方法です。特に、肩甲骨まわりのこわばりに効果的です。

呼吸法は、はじめに鼻から息を吸って、一連の動作を細く息を吐きながら行なってください。

左右2回ずつやって1セット。1日3セットが目標です。

なお、ＭＡＸ腕回しは、前から後ろ方向にだけ回すようお願いします。つまり背泳ぎの方向だけで、クロールの方向には回さないでください。これは、最後に肩を引いて終わりたいからです。

❶ まずは整座（89ページ）で座ります。

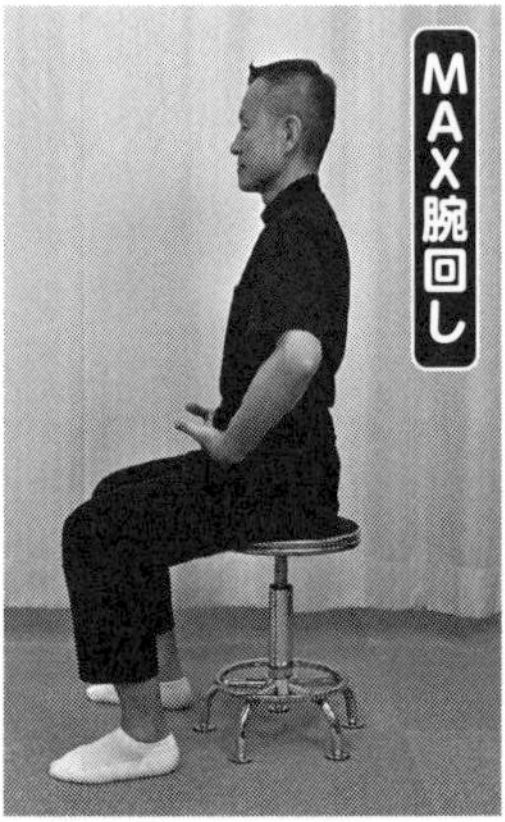

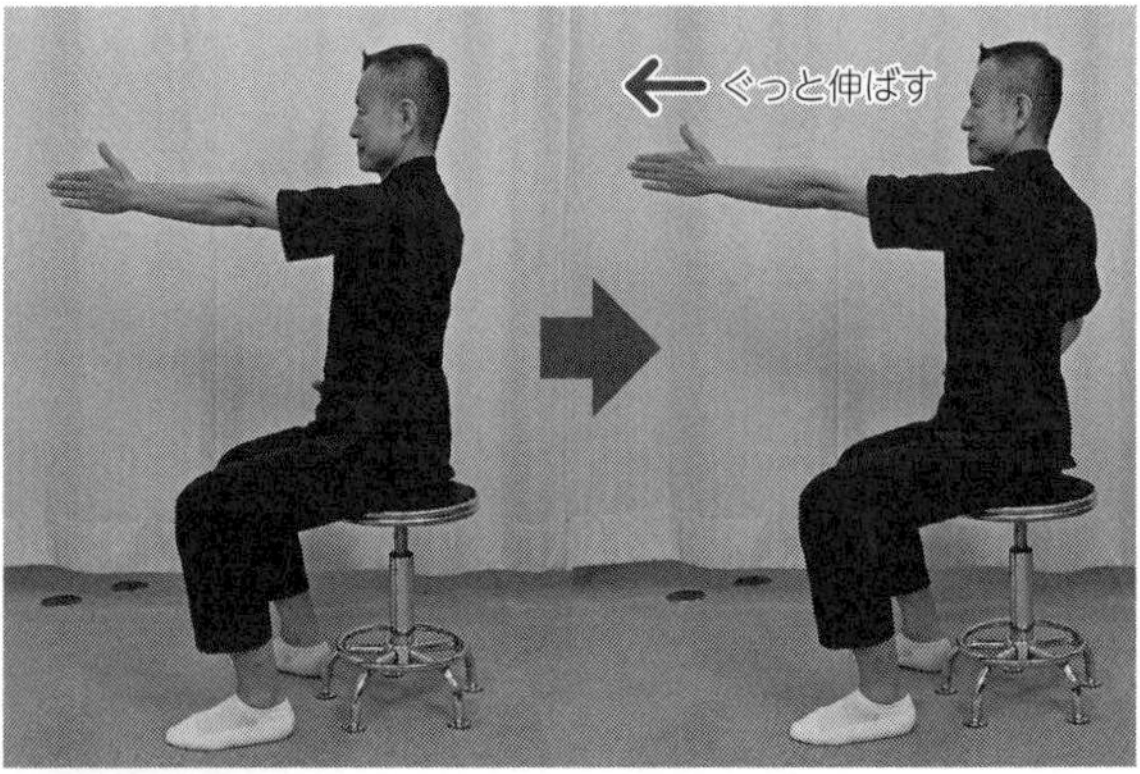

❷ 左腕を前に伸ばし、さらに前にダメ押しします。

❸ 指先を目で追いながら、誰かに指先をひっぱられている感じで、前、上、後ろに大きく回します。

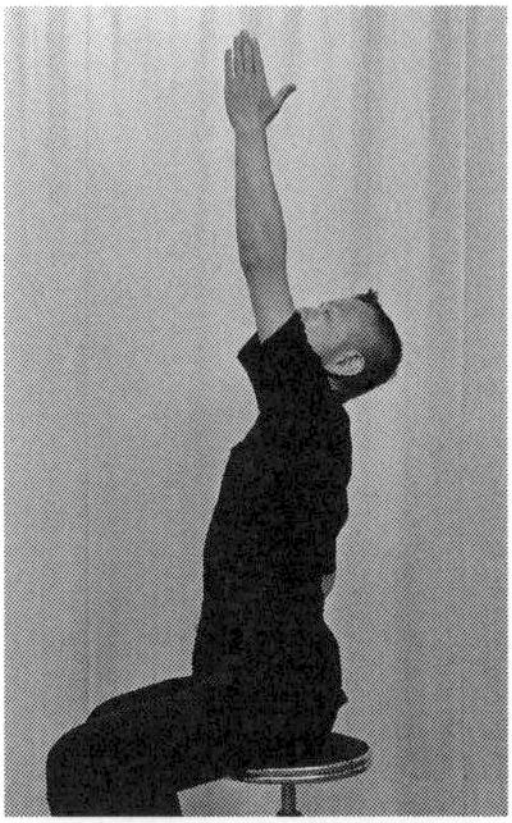

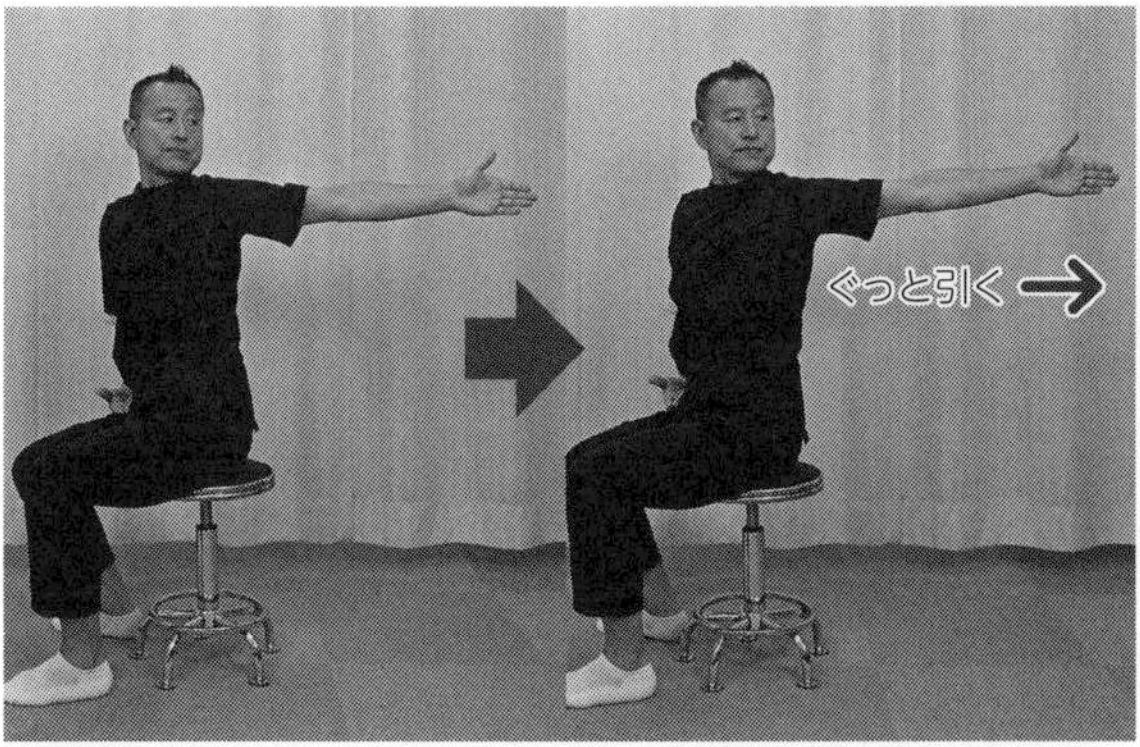

❹ 腕が真後ろに来た時に、さらにダメおしで真後ろに引きます。引き終わったら元の位置に戻して右腕も行ないます。

Column 整座の時間です！

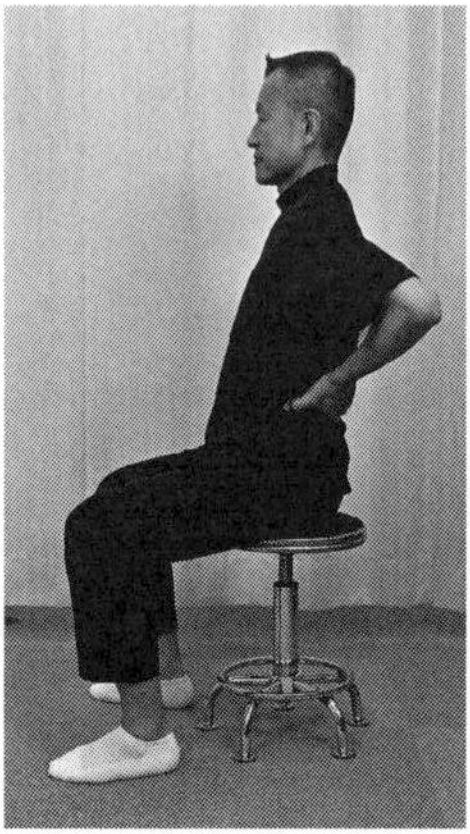

❶ 腰の真ん中にある背骨を探り当て、背骨の５ミリ横を強めに押し続ける。

体を前後に動かし、筋肉が柔らかくなった垂直ポイントをキープ。

＊ヘソを前に突き出す感じで座る

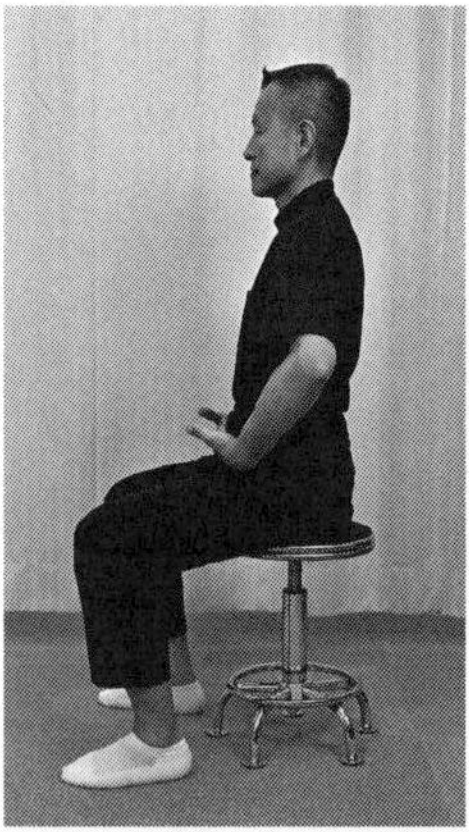

❷ 肩を引くために、手のひらを上に脚の付け根に置く。

＊体の角度をキープすれば、腕は自由に動かしてもかまわない

＊目標30分（最初は1分でもOK。徐々に時間を延ばしていく）

＊前側の脚の付け根が疲れてくるのは自然

＊脚は開いても閉じてもかまわない

第4章

どんなねこ背タイプにも効く！
キャットレッチ

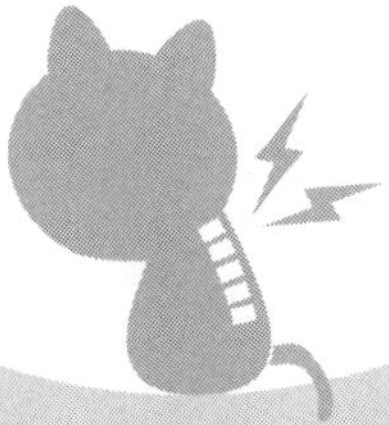

いますぐにできる！　キャットレッチをやってみよう

何も考えず、私がこれから説明する魔法のキャットレッチを、今その場で実行してください。

①手のひらが上を向くように指を体の後ろで組む
②手を下に引きながら、左右の肩甲骨を寄せるように肩を引く
③アゴを天井に向けて伸ばすように頭を後ろに倒す
④そのままの姿勢で3つ数えてから頭を起こし、肩の力を抜く

これを3回繰り返したら深呼吸をしてください。

たった3回でもこの体操を丁寧にやっていただけたら、背すじがしゃんと伸び

❶ 手を下に引きながら、左右の肩甲骨を寄せるように肩を引く。

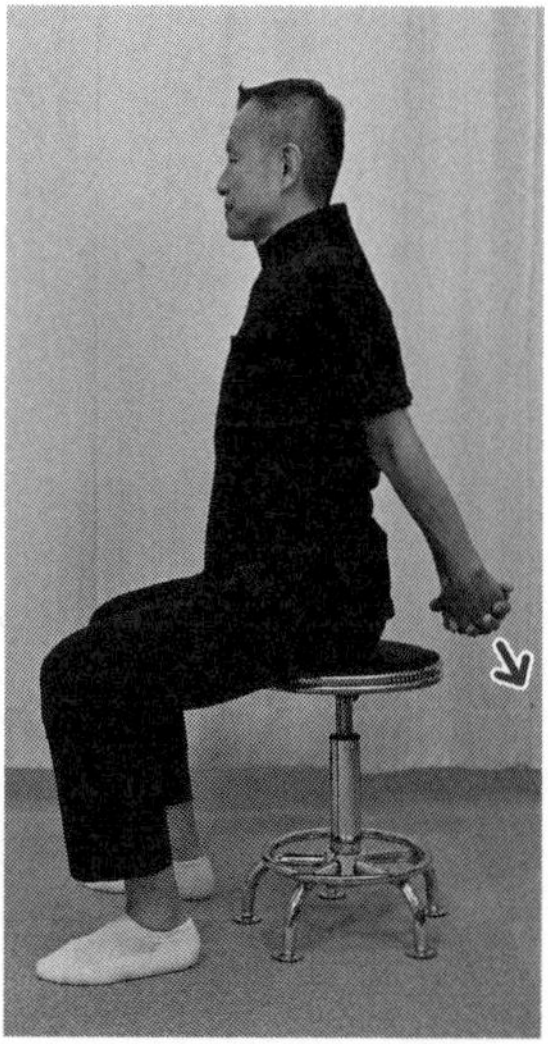

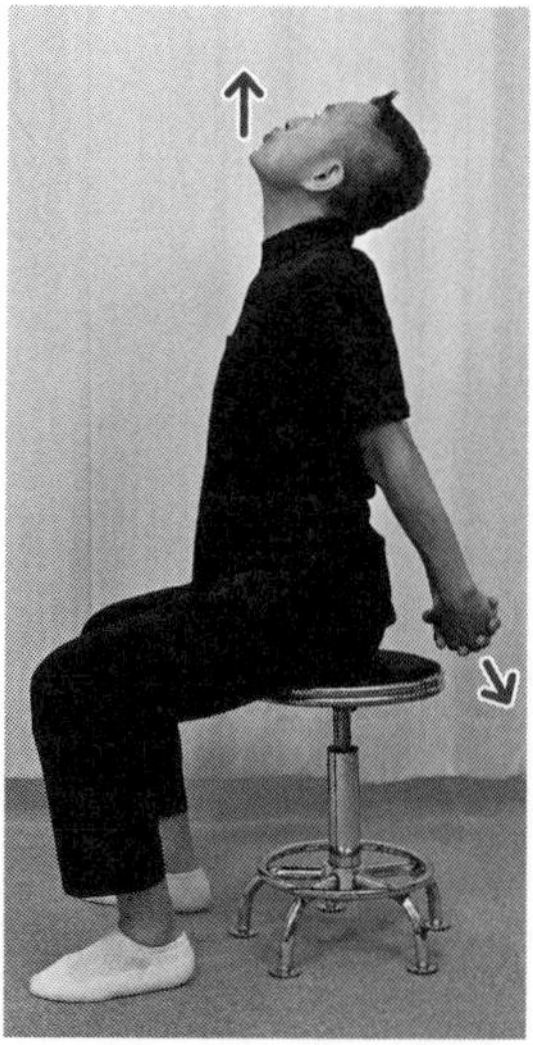

❷ アゴを天井に向けて伸ばすように頭を後ろに倒す。

るのがわかることでしょう。もし、わからなかったとしても気にしないで下さい。後ほど写真入りで詳しくやり方のポイントを解説するので、そこで実感していただけます。

それでは、この魔法のキャットレッチがどうしてこんなにも即効性があるのかということについて、お話ししていきたいと思います。

キャットレッチのすごい効果

左の写真は、私が毎週指導している、早稲田大学「姿勢と健康」の授業風景です。講演会などでこの写真を映し出すと、そのあり得ない授業風景に笑いだす人や「ヤラせでしょう」という人がいます。

無理もありません。一般的な今の大学生の姿勢は、ねこ背の見本みたいなものですから。それが、小学生だっていまどきこんな姿勢で授業を受けないのに、ま

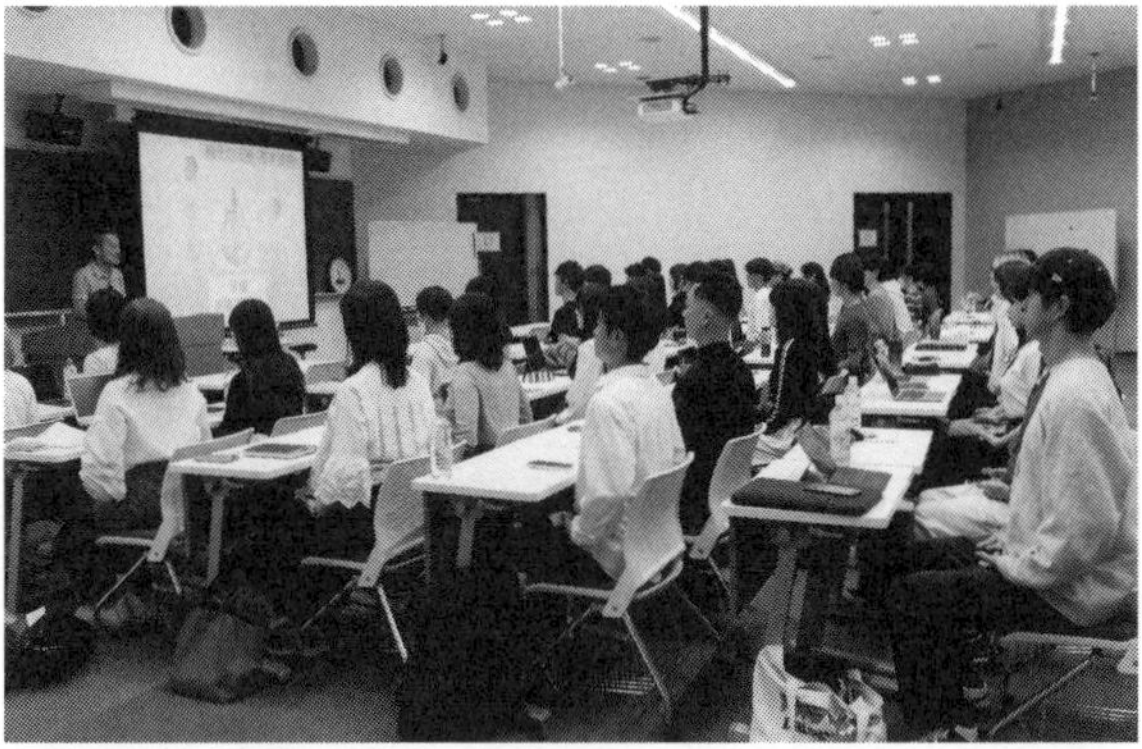
早稲田大学「姿勢と健康」の授業風景

さか大学生が、ということでしょう。

もちろん、彼らだって何もせずにこうなったわけではありません。

さきほどみなさんが行ったキャットレッチを、授業中に繰り返したからです。ちなみに、90分の授業中に、20回（5回を1セットにして4セット）行ないます。

その結果、背中を丸めていられなくなるのです。

これは、年齢は関係ありません。10代から80代の方が学んでいる放送大学の面接授業（テレビではなく実際に教室で受ける授業）の場でも同じことでした。

では、キャットレッチでどうして姿勢

が良くなり、ねこ背が解消していくのかを説明しましょう。

キャットレッチでねこ背が解消！

キャットレッチで姿勢が整うのには理由があります。

①ねこ背のクセがついてしまった筋肉のクセをとる
②動きが悪く反りにくくなった背骨の関節に動きをつける

この2つが同時にできるからです。
そこで、この2つについてもう少し詳しく説明します。

①ねこ背のクセがついてしまった筋肉のクセをとる

私はよく講演の冒頭で「今から1分間、背すじを伸ばしてみてください」といって、背すじを伸ばしてもらいます。1分後に「ラクにしてください」というと、会場の多くの方が背中を丸めてしまいます。

どうして「ラクにしてください」というと、背中を丸めてしまうのでしょうか。それは、多くの人が「整った姿勢を取り続けること」に違和感（不自然さ・苦痛感）を感じてしまうからです。つまり、丸まっているほうが「普通」に感じるからです。

それでは、整った姿勢を取り続けるためには、一体どうすればいいのでしょうか。

そのためには①「肩が前に丸まるクセ」、②「背中が丸まるクセ」を取らなくてはなりません。逆にいうと、この2つの筋肉のクセを取らないことには背すじを伸ばし続けていられないのです。その筋肉のクセを取り除くことで初めて、整った姿勢を取り続けるという目標に大きく前進することができるのです。

②動きが悪く反りにくくなった背骨の関節に動きをつける

私達の日常生活の動作は、デスクワーク、家事、趣味、スマホなど、下を向くことばかりです。下を向くと背中が丸まりやすくなります。それに対して、日常生活において背中を反らす動作はほとんどありません。すると、背骨の関節は後ろに反る柔軟性を失いやすいのです。

それともう一つ、人間が無理なく背中の丸まりを伸ばすためには、体の仕組み上、左右の肩を後ろに引かなくてはならないからです。試しに肩を前に丸めたまま背中を伸ばそうとしてみてください。非常に不自然であることがわかると思います。

丸まったポスターをまっすぐに伸ばすように

包装用のビニール袋に丸めて入れてあったポスターやカレンダーを壁に貼ろう

としても、手を離すとクルクルと丸まってしまいます。それと同じ理由で「筋肉」に丸まるクセが付いていれば、背中は丸まるのです。

そこで、あなたは丸めておいたポスターを早くまっすぐに伸ばすにはどうしますか？

てっとり早くまっすぐにしたかったら、裏返しにして逆に丸めることでしょう。これとまったく同じ理屈で、キャットレッチは、「前に来やすい肩の位置を後ろに引き」、「丸まりやすい背中を反対側に反らす」ことによって、背中をまっすぐにすることができるのです。

背中を丸めるクセが付いてしまった人に、ただ背中をまっすぐにしてもらうのでは丸まったクセを取り除くことはできません。その人の姿勢は、丸まった姿勢と、まっすぐな姿勢の中間くらいになってしまいます。姿勢の改善が上手くいかない理由は「背すじをまっすぐ伸ばした所で止めてしまっていた（逆方向まで持っていかなかった）」ということだったのです。

2週間であなたの「ねこ背」は解消します

私の経験上、キャットストレッチを正確に実践していただければ、たった1日でねこ背が劇的に改善する人もいます。

ただし、あなたが長年かけて作り上げてきたクセはそう簡単には消えてなくなりません。たとえ1日で劇的に姿勢が変わったからといって、それが長続きするとは限りません。少し気を抜けばまた元の悪いクセが顔を出すのです。あなたの悪いクセを取り除くためには、少なくとも2週間は真剣にキャットストレッチを継続していただく必要があります。飛行機が飛び立つのと同じで、離陸する時に一番パワーが必要なのです。

ただし、一度クセが抜けたからといって何もしなくて良い訳ではありません。日常生活で下を向かずにいることができない以上、「埋め合わせ」の意味でキャットストレッチでのメンテナンスが必要なのです。

キャットレッチに年齢バリアーはない

大学生が背すじを伸ばして受講している写真を見て笑った人も、実際に自分がキャットレッチをすると、この写真がヤラセではないということがわかります。キャットレッチが正しくできれば、たとえ80歳の方でも、それが実感できるはずです。20年間、そのことを私はこの目で見てきたのです。

しかし、悪いクセを続けていた年数が長ければ長いほど、そのクセを抜くのに時間がかかるという事実も見てきました。

ですから、結果をあせらず、じっくりとキャットレッチを継続することが大切です。

これだけ！　キャットレッチのポイントと注意点

先ほどやっていただいたキャットレッチも、正しく行わなければ効果は半減です。そこで、正しいキャットレッチをやるポイントと注意点について説明していきましょう。ねこ背を改善するために、いまここで、ぜひともキャットレッチを3回行なってください。

キャットレッチはとても簡単で効果的な体操です。

キャットレッチをお教えする際に、私が最もよく目にするのは、肩を十分に後方に引くことができない人が多いということです。120ページの注意点もしっかり読んで正確に丁寧にキャットレッチを行なってください。なかには軽い筋肉痛を感じる方もいますが、それだけ「効いている」と思ってキャットレッチに励んでください。

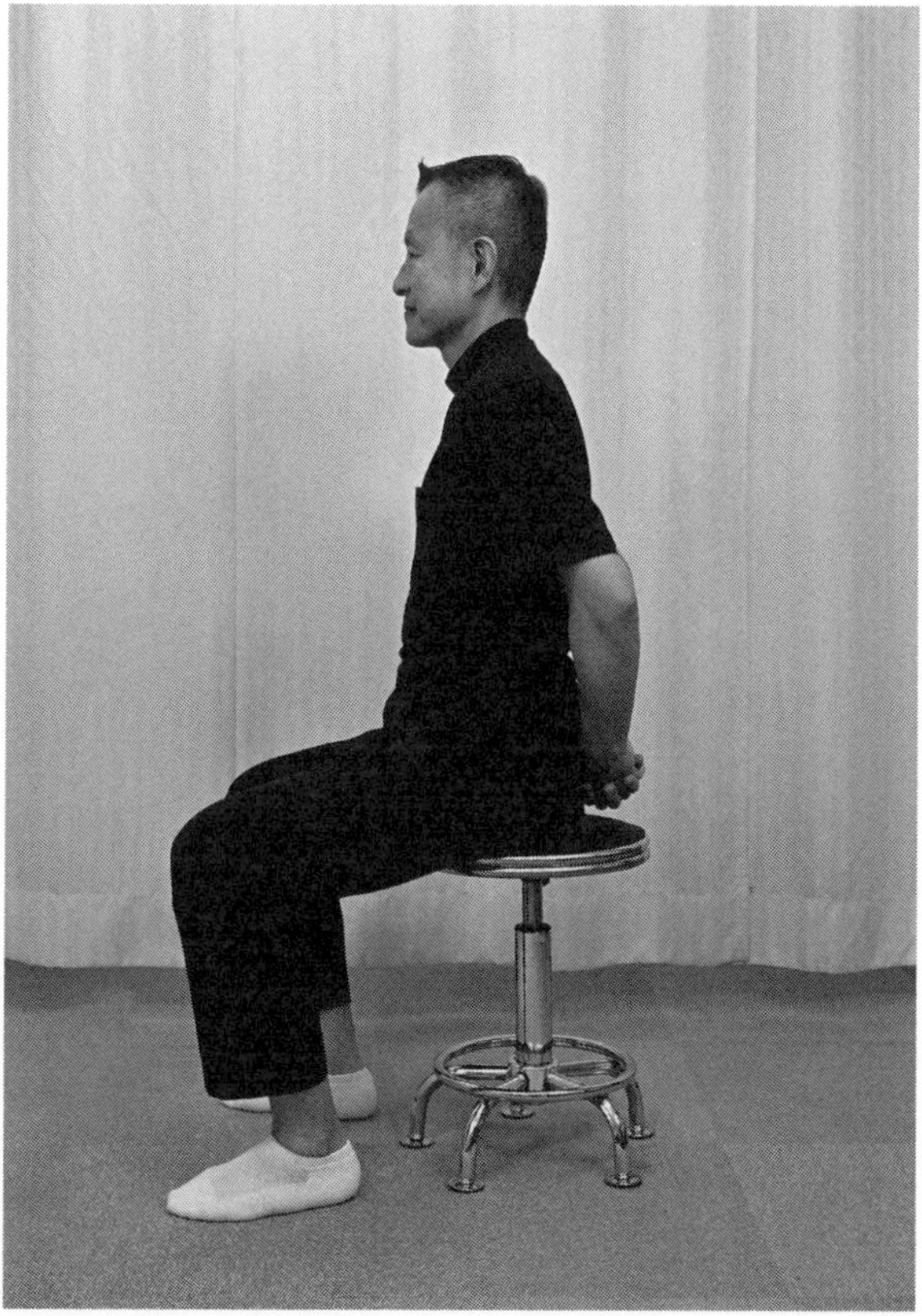

❶ 手のひらが上をむくように指を体の後ろで組んで鼻から息を吸う。

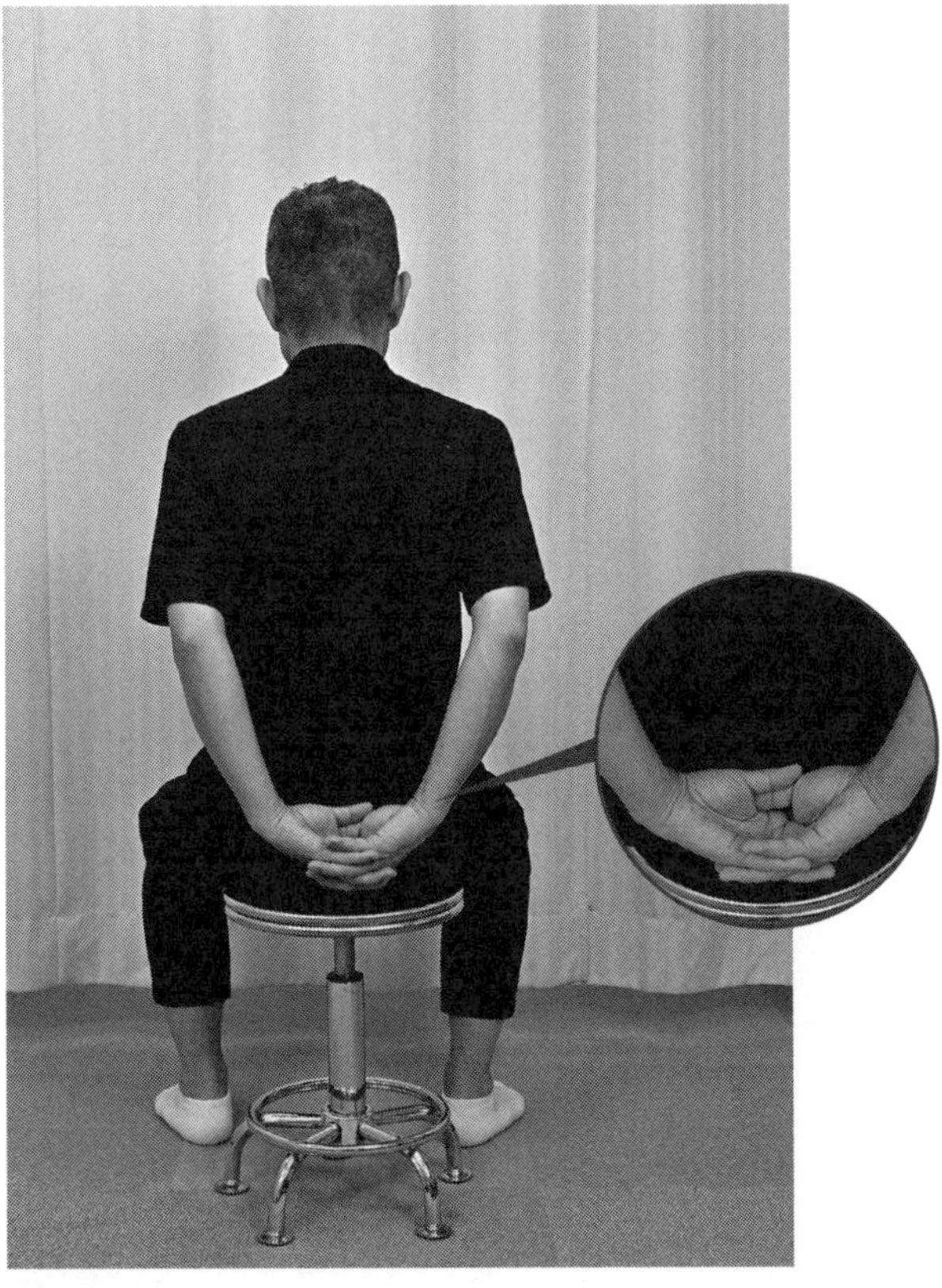

❷ 手の平を上にして、お尻の後ろで組む。手のひらが下を向くと肩を後ろに引きにくくなるので注意。

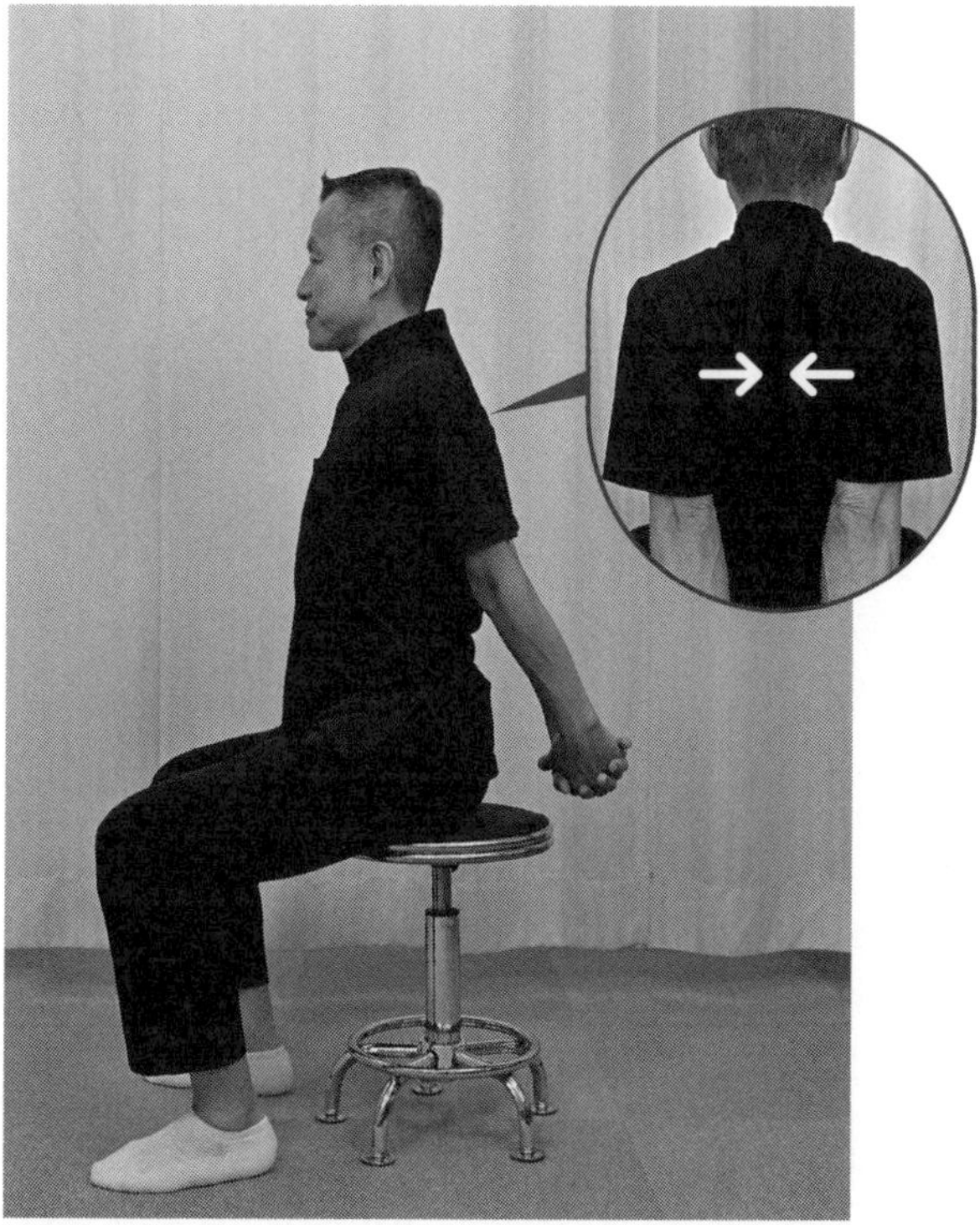

❸ 手を下に引きながら、左右の肩甲骨を寄せるようにして、しっかり肩を引く。

ポイント →肩甲骨がゆるまないように、引いたままをキープする。肩を引く際に口から細く息を吐き続ける

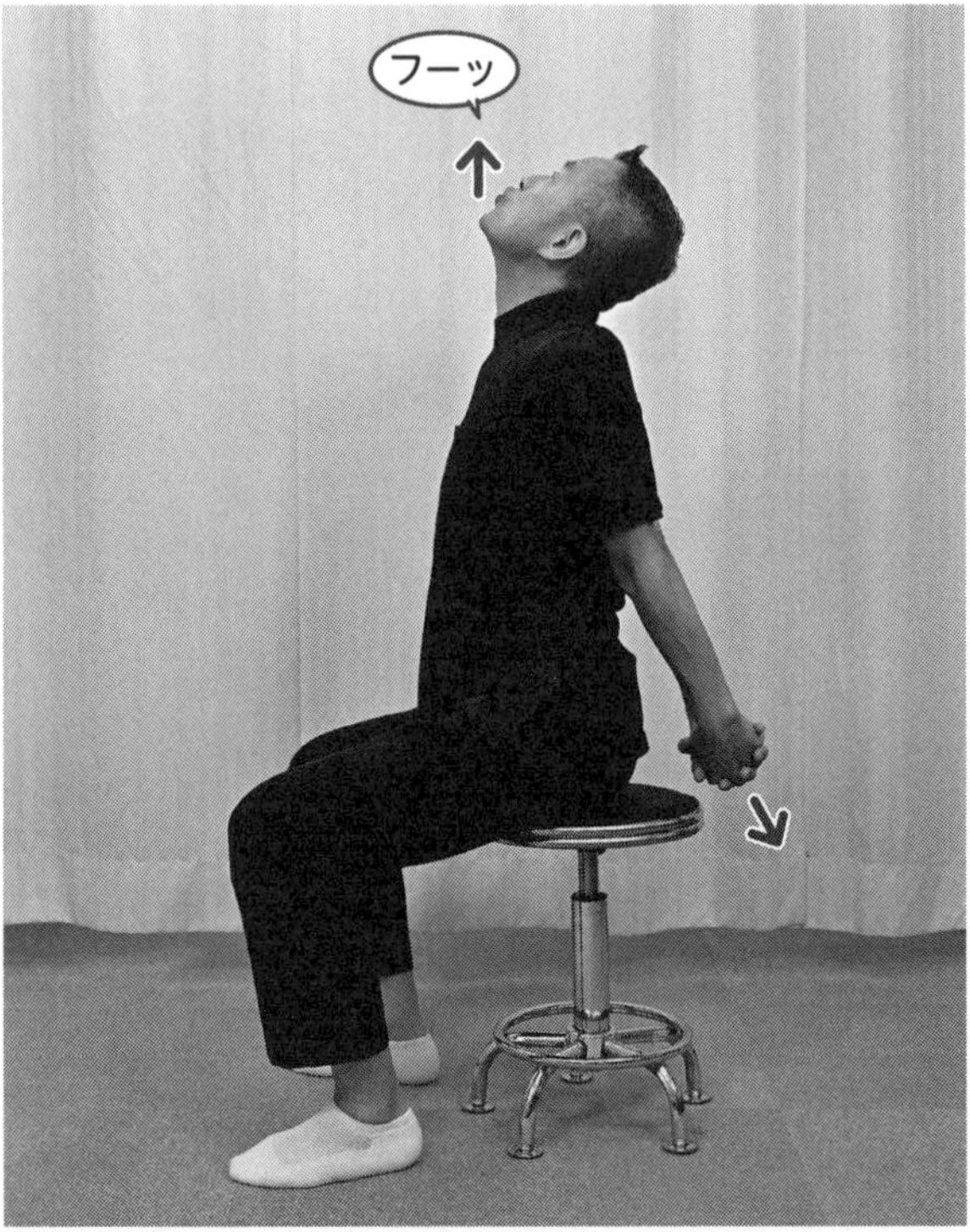

❹ アゴが天井に引っ張られるように頭を後ろに倒し、組んだ手を下に引くように伸ばす。

❺ そのままの姿勢で３つ数えてから頭を起こし、肩の力を抜く。頭を倒して３秒数える間も息は細く吐き続ける。

ポイント

◎肩を引けるところまで後ろに引き、頭を後ろに倒しているあいだも、肩は引いたままを維持する

◎アゴは天井に、手は下に、アゴと手で引っ張り合いをするように引きます

◎キャットレッチの直後に肩を前から後ろに大きく回すと、肩コリの人にはさらに効果的です

◎人目が気になる時、頭を倒すと首が痛い時などは、肩を引くだけでも効果があります

◎立ってやる時は、お腹を少し引っこめるようにしながら行ないます

呼吸法

キャットレッチをより効果的するには、呼吸法も大切です。いっぺんに吐くと息が続かないので、少しずつ吐くことを意識しましょう

①指を組んだ際に息を吸う（できるだけ鼻から吸う）

②肩を後ろに引きながら、口をとがらせるようにして「フーッ」と軽く息を吐き始める

③頭を後ろに倒してから３秒数える間も、息はゆっくり吐き続ける

回数

①１日最低20回（３秒×20回で60秒＝１分)。１日１回を正確に行なってください

②20回を一度にやるより、一度に２～３回ずつ、こまめに行なうことで、より効果があがります

③デスクワークなどで長時間下を向く方は、30分おきに２回ずつやることをおすすめします

※動画でご覧になりたい方は、インターネットを使って「キャットレッチ動画」で検索してください

ダメな例

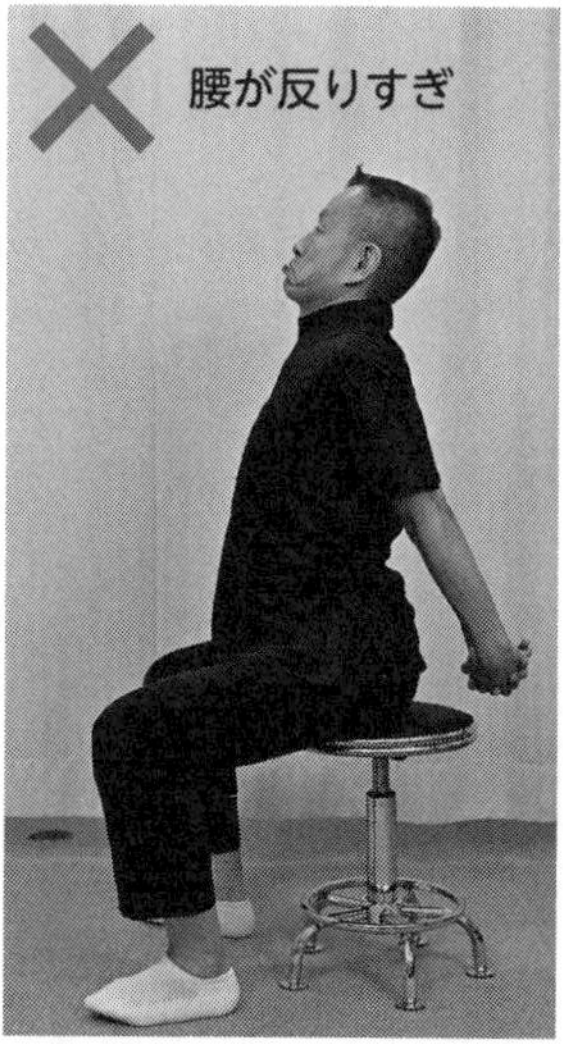

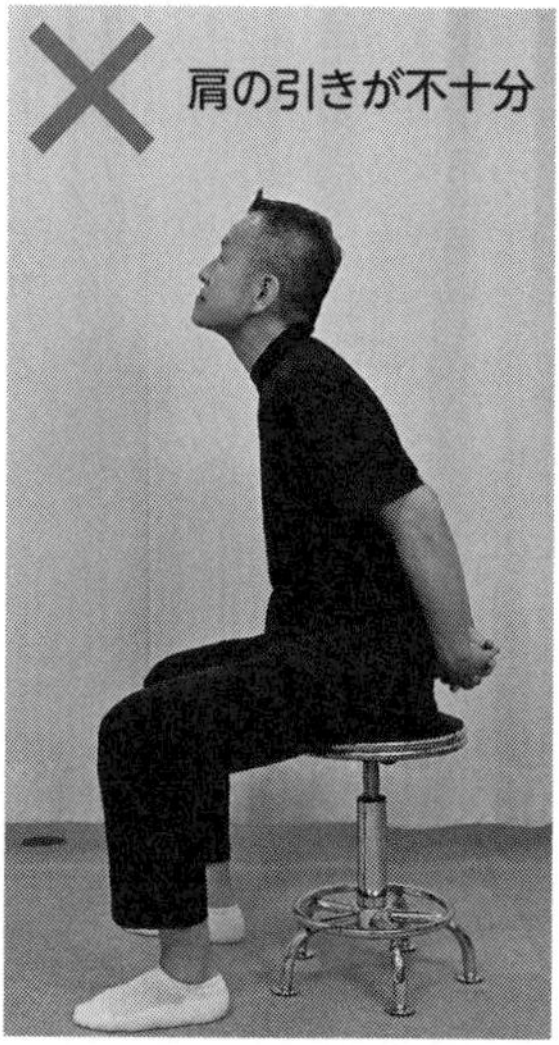

注意

①首を傷めないように、必ず肩を十分に後方に引いてから頭を倒す

②腰を反りすぎないようにする

③キャットレッチの最中に首・背中・腕などに痛みを感じる場合は、ムリに行なわない（肩を引くだけにする）

④立ってやる時は、お腹を突き出さないよう（腰で反らないよう）、特に注意してください

⑤ストレッチの後は、せっかく伸びた背すじが丸まらないように良い姿勢を保つ意識を持つ。キャットレッチのあと３分間は、何があっても丸まらない意識で行なってください

個人によってキャットレッチの効果に差があるのは当然ですが、今より少しでも姿勢を改善させるという気持ちで継続してください。たとえ1日20回できなくても、毎日続けることが大切です。

姿勢が改善されることで体がラクになることを実感しながら行なうと楽しく長続きします。

手を体の後ろで組めない方のためのキャットレッチ

ここで、痛みや体格的なことで、肩の可動域が狭く、手を体の後ろで組めない方でも非常に効果の高いキャットレッチの方法を紹介します。

①背すじをしっかり伸ばす
ポイント…深呼吸をする時のように肩を十分に引く

②左右のヒジを体の後ろで合わせるように引く

ポイント…手を後ろに引くようにすると効果的です

③アゴを天井に伸ばすように後ろに倒し、ヒジは背中の真ん中に合わせるように引く

ポイント…とにかく肩甲骨を背中で寄せるように肩を引く

④そのままの姿勢で3つ数えてから頭を起こし、肩の力を抜く

ポイント…終わってからが肝心です。せっかくやった体操を台無しにしないように、肩を引いて背すじを伸ばすことを意識してください。

いっぺんに息を吐くと息が続かないので、少しずつ細く吐くことがポイントです。

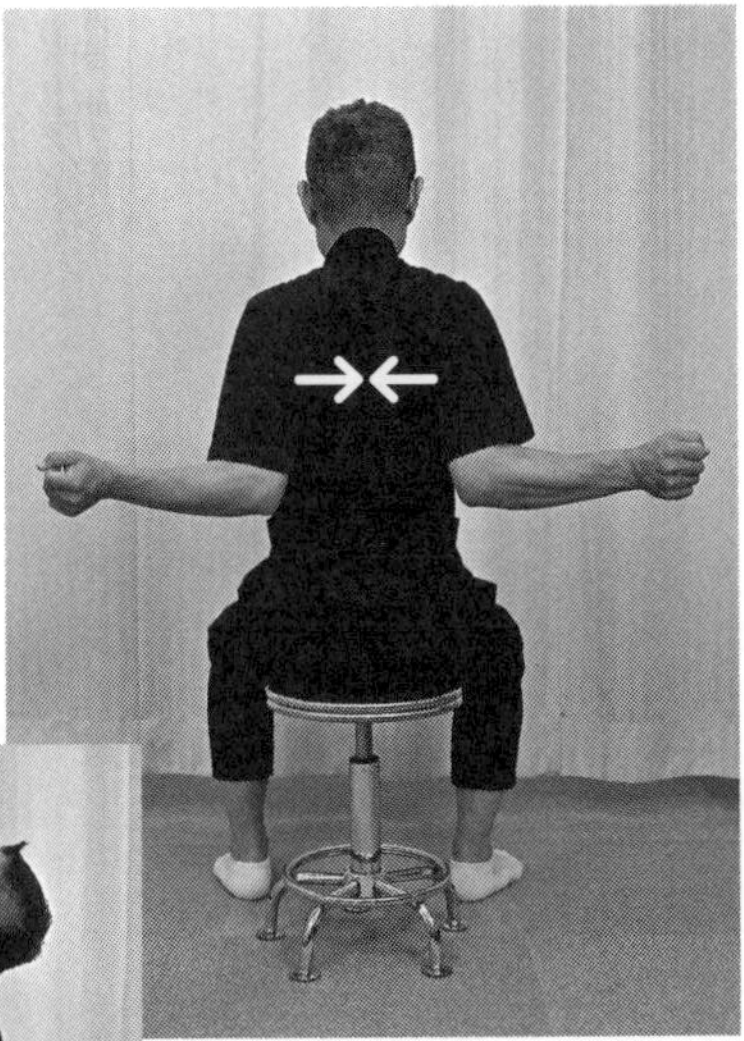

❶ 左右のヒジを引く。

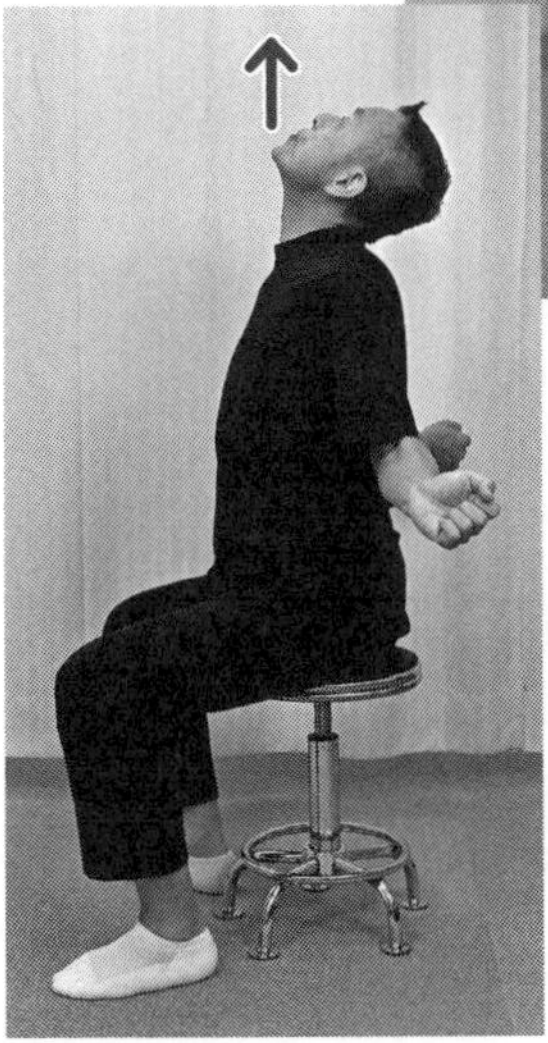

❷ 肩を後ろに引きながら、口をとがらせるようにして「フーッ」と軽く息を吐き始める。頭を後ろに倒してから３秒数える間も、息はゆっくり吐き続ける。

Column キャットレッチの時間です！

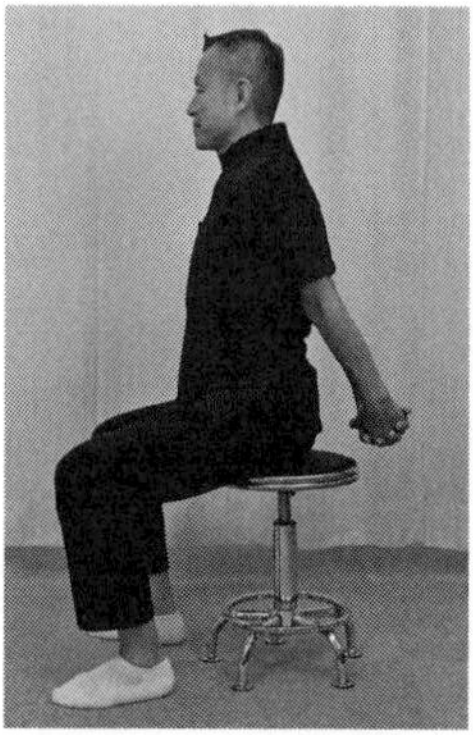

❶ 手のひらが上を向くように指を体の後ろで組み、鼻から息を吸います。

＊左右の肩甲骨を合わせる意識で引きます
＊ヒジを伸ばしきり、組んだ指を遠くに引くようにすると効果的です

❷ 手を下に引きながら、左右の肩甲骨を寄せるようにし、頭を後ろにゆっくり倒します。

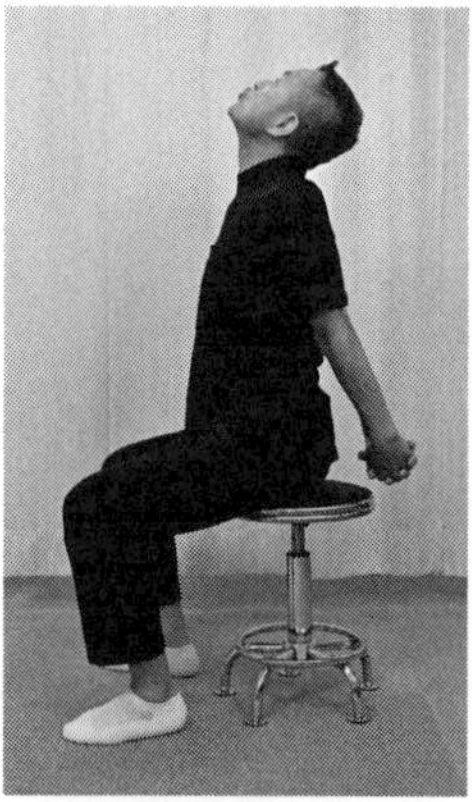

＊アゴは天井に、手は下に、アゴと手で引っ張り合いをするような感じです

❸ そのままの姿勢で３つ数えてから頭を起こし、肩の力を抜きます。

＊３秒数える間も、息は細く吐き続ける
＊直後に肩を前から後ろに大きく回すと、肩こりにはさらに効果的です
＊人目が気になる時、倒すと首が痛い時などは、肩を引くだけでも効果があります

第5章

ヤバいねこ背を終わらせるための注意すべき姿勢習慣

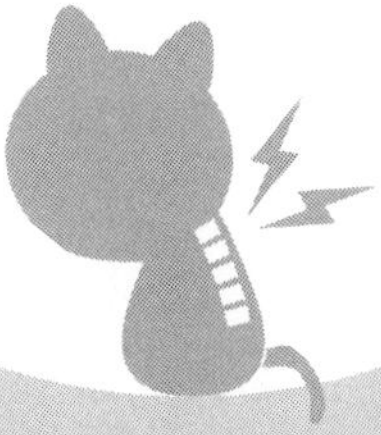

肩こり・腰痛を引き起こす「姿勢のクセ」

みなさんは普段どのような姿勢で立ったり座ったりしていますか?

通常、日常生活で自分がとっている姿勢は、考えてとっているわけではありません。立っている時に「さて、どちらの脚に体重を乗せて立とうかな」とは考えていないのです。

問題は、そのようにみなさんが無意識にとっている姿勢の裏に、肩こり・腰痛の原因が隠れていることです。ところが、それらの姿勢が体に負担をかけているという認識はほとんどありません。むしろ「ラク」に感じていることが多いのです。

いくらキャットストレッチをやっても、体に負担をかける「原因」をどうにかしないと、肩こり・腰痛の改善がしにくくなってしまうのです。

キャットストレッチをやることが、足の裏に刺さった画びょうを抜く行為だとすると、体に負担をかける姿勢は画びょうを踏む行為です。せっかく画びょうを抜いても、また踏んでしまったら、せっかくの努力も水の泡になってしまいます。そこでこの章では皆さんの姿勢習慣を振り返って、改善すべき点を浮き彫りにしていきます。後は問題の姿勢をとらないよう注意してください。

姿勢習慣チェックリスト

チェックリストの説明をします。まず、様々な姿勢習慣が並べられています。その後に、

▽問題：　▽解説：　▽対策：　となっています。

「問題」には、肩こりと腰痛、どちらの原因になるかが書かれています。
「解説」には、どうしてその姿勢が問題なのかが書かれています。
「対策」には、どうしたらいいのかアドバイスを書きました。

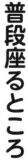

普段座るところ

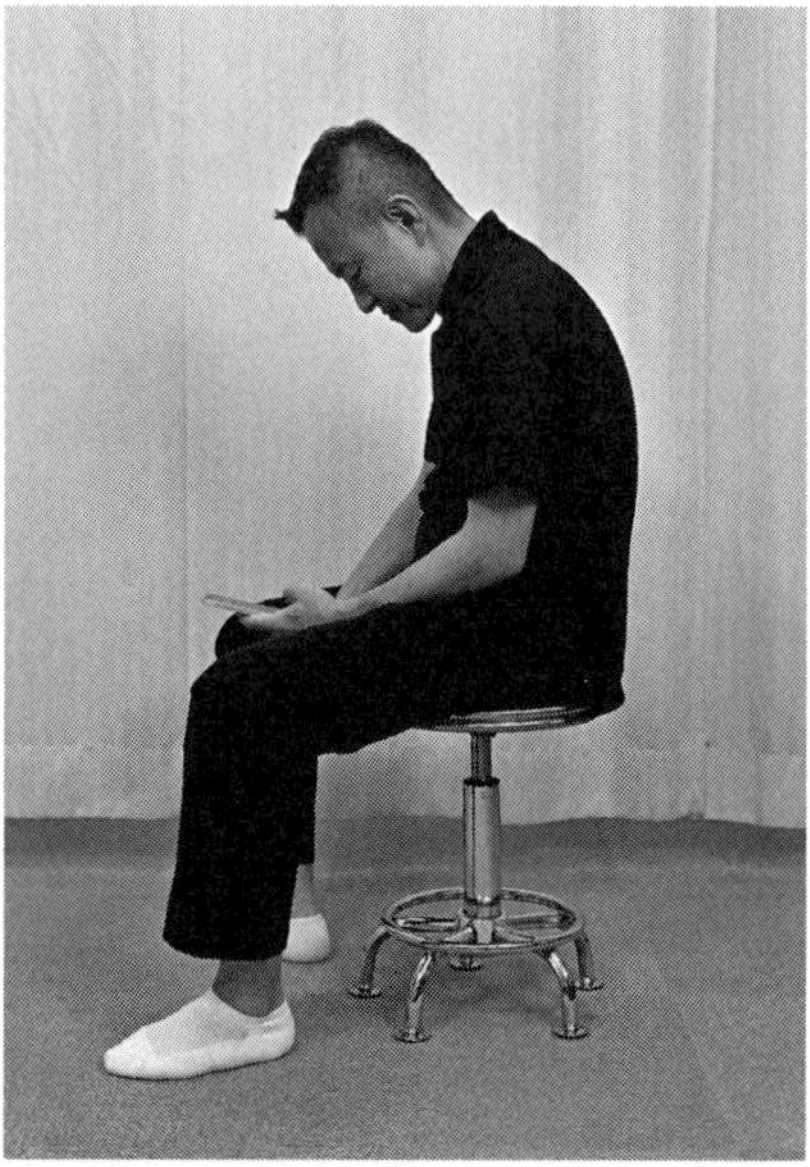

どこに座っていますか？

- ☑ イス
- ☑ 床（畳、カーペット、フローリングなど）
- ☑ ソファー
- ☑ 座椅子
- ☑ ベッド

▷ 問題：肩こり・腰痛ともに注意

▽**解説**：「座る」姿勢はどこであっても背中が丸まる傾向があります。今まで説明してきたように、丸まった姿勢は肩こり・腰痛の原因になります。特に腰痛の方は柔らかいソファーに注意してください。深く沈みこんでしまうことで余計に丸まったり、体重移動をしにくくする（負荷が集中しやすい）からです。

▽**対策**：「座る姿勢」は背中が丸まりやすいということを頭に置きます。

腰痛を抱えている方はこまめに（理想を言えば15分に1回）立ち上がって伸びをしてください。キャットストレッチも効果的です。立ちあがって腰を反ったり回したりすることで、腰に負担をかけ続けずにすむので腰痛になりにくくなります。

どうしてもソファーに座らなくてはいけない場合は、背中が丸まらないように注意し、こまめに立ち上がるか、座ったまま腰を反るなど体重移動を心がけてください。

床の上（畳・カーペット・フローリングなど）でよくする座り方

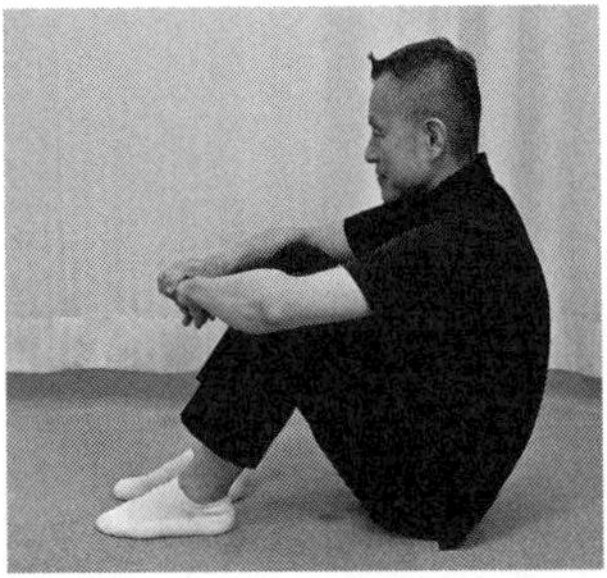
体育座り

どうやって座っていますか？

- ☑ 正座
- ☑ 割《わ》り座《ざ》（正座から足を広げてお尻を足の間に落とす）
- ☑ あぐら
- ☑ 体育座り
- ☑ 長座《ちょうざ》（足を真っすぐ伸ばして座る）
- ☑ 座椅子・壁などに寄りかかって座る
- ☑ 両腕を支えにして座る
- ☑ 片腕を支えにして座る
- ☑ 横座り（正座からお尻を左右どちらかに落とす）

▷問題：肩こり・腰痛ともに注意

正座以外は理想的な姿勢を維持しにくい座り方です。特に横座りは「腰痛希望者の姿勢」といっていいほど腰痛の原因になります。

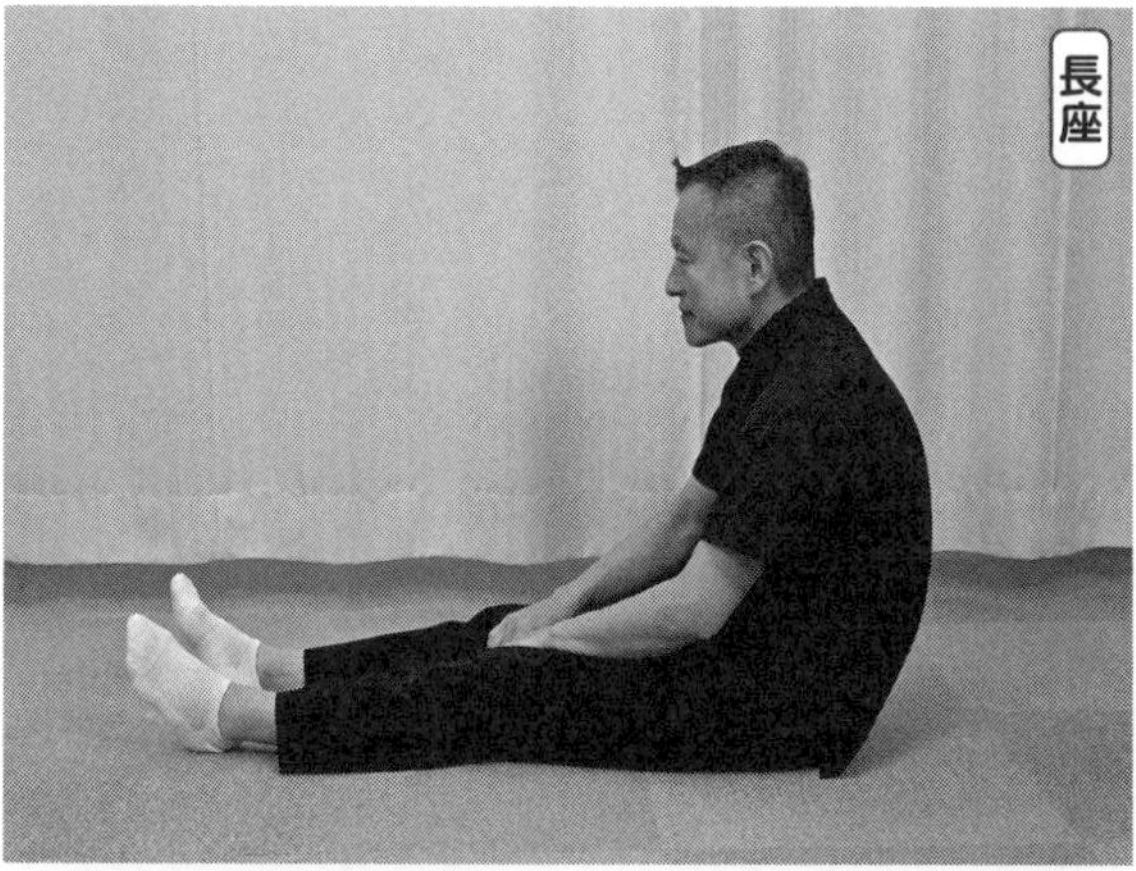
長座

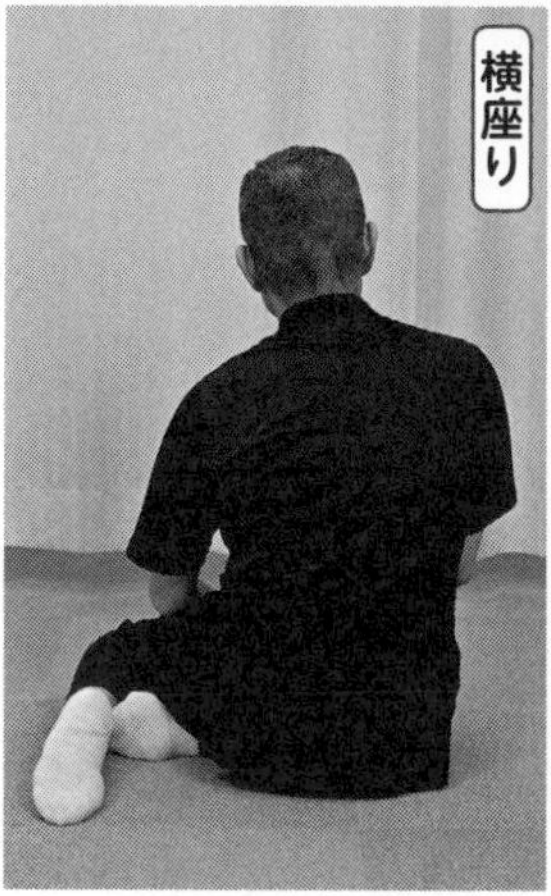
横座り

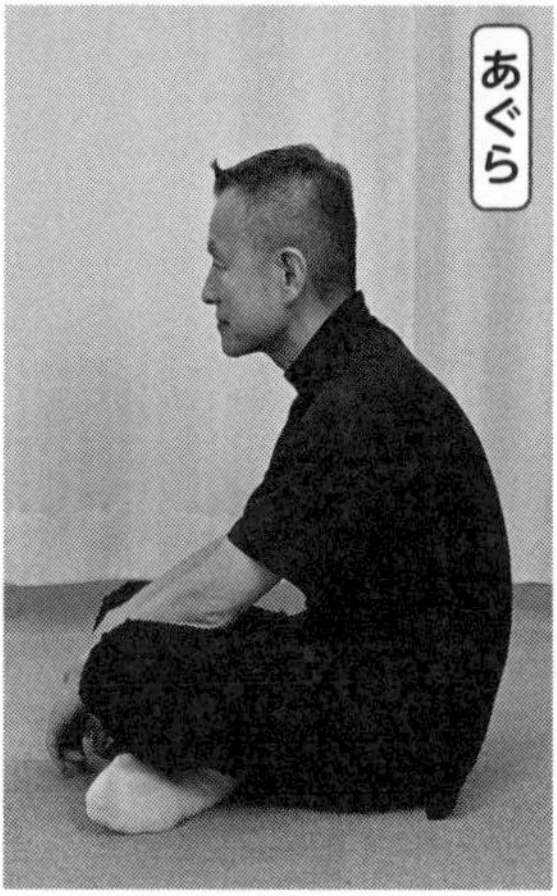
あぐら

▽解説

①ねこ背になる座り方…床に座る際、正座以外の座り方はすべて背中を丸めやすい座り方です（体の柔らかい方は割り座でもS字弯曲《わんきょく》を保てる人もいます）。正座は、骨盤を立てた状態で座れるので、腰の部分をお腹の側に反る「S字弯曲」を維持できるのです。特に背中を丸めやすい座り方としては、長座、体育座り、あぐら、両腕を支えにして座る姿勢があります。そして、座椅子や壁などに無造作に寄りかかって座る姿勢も、背中を丸めている方がほとんどです。

②左右に歪む座り方…横座りや片腕を支えにして座ると、背骨を左右に歪めてしまいます。頭の傾き、左右の肩の高さ、骨盤の左右の出っ張り方などの違いを生んでしまいます。

▽**対策：**しびれてしまうので、正座をずっと続けるわけにはいきません。そこで正座とあぐら、正座と長座といったように、正座と他の座り方を交互にする事をおすすめします。

正座ができないという方は、長時間同じ体勢を続けないようにします。こまめに（理想をいえば15分に１回）立ちあがって腰を反ったり回したりすることで、腰痛になりにくくなります。

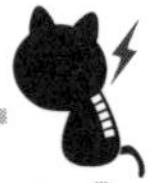

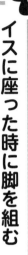

イスに座った時に脚を組む

▽**問題：肩こり・腰痛ともに注意**

▽**解説**：脚を組むことの問題が3つあります。

①必ずねこ背になる（無理をしないとS字彎曲《わんきょく》を保ったまま脚は組めない）

②背骨や骨盤の左右のバランスを崩す

③非常にクセになりやすい姿勢習慣である

ということです。反対の脚を組めばいいという問題ではありません。歪《ゆが》みが定着してしまうと、どっちの脚を上にして組んでも、その人のクセづいた方向に歪んでしまう傾向があるからです。

▽**対策**：脚を組んでいることに気づいたら「今自分は体に負担をかけていたんだ」と反省して、脚を戻す。

ヒジ掛け・クッションなどに寄りかかる

▽問題：肩こり・腰痛ともに注意

▽解説：ヒジ掛けやクッションに寄りかかると、背骨が左右どちらかにカーブします。

寄りかかり方とお尻の位置で、背骨のカーブの出かたが変わります。

いずれにしても背骨が左右に歪むことになるので、首・背中・腰に負担をかけてしまいます。

▽対策：寄りかからないのがベストですが、寄りかかるなら左右交互に。今までずっと同じ方向に寄りかかっていた人は、あえてしばらく反対側に寄りかかり、違和感が無くなったら左右交互にする。

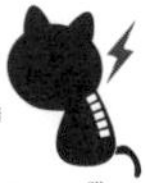

テレビを観たりパソコンを使う際のモニター位置

▽問題：特に腰痛に注意。肩こりの原因にも

▽**解説**：テレビやパソコンの画面、キーボードが正面にないということは、体を左右どちらかに捻《ひね》ることになります。

例えば5人家族で、食事をしながらテレビを観るというような場面では、テレビの正面に座っている人は一人しかいません。正面の人以外は体を捻りがちになります。

椅子ごと向きを変えれば別ですが、食事をしながらテレビを見る際に、いちいち椅子ごと向きを変えることはないでしょう。この、捻る姿勢は背筋の左右のバランスを崩し、腰痛の原因になります。本人は真っすぐ向いているつもりなのに、肩や骨盤がねじれる原因になります。

ねじることで左右のバランスが崩れると、より負担のかかる側の肩が凝ることもあります。

▽**対策**：パソコンは極力正面にくるようにセットするか、自分がパソコンに対して正面にくるように座ります。テレビも正面で見るに越したことはありません。先ほどの５人家族のような場合、１カ月に１度（難しいなら数カ月に１度）席替えをする事をお勧めします。

それが無理な場合、「腰痛２分体操」（１６０ページ）や腰をバランスよく動かす体操を実践してください。

ノートや紙の向き

▽問題：肩こり・腰痛ともに注意

▽解説：斜め書きの体勢は、体の左右のバランスが崩れやすくなります。右利きの人は通常紙が右上がりになるので、右肩が前にきます（左利きの人は一概にいえません）。

頭や肩をどちらかに傾けて書いている人も多く見受けられます。長い間斜めに書いてきた方は、斜めにする方が「ラク」に感じるはずです。それだけ歪みが定着しているわけですから、なおのこと改善に取り組んでください。

▽対策：ノートや紙はまっすぐにします。

腕組み

▽問題：肩こりに注意

▽**解説**：腕を組むということは肩が前にくるのでねこ背になります。やっていただければわかりますが、肩を体の真横に引いたまま腕組みをすると、非常に不自然な感じになります。

肩が前にくるのと背中が丸まるのはセットなのです。

▽**対策**：組まないに越したことはありませんが、組むなら背中を大きく丸めないように注意します。

またはキャットストレッチで埋め合わせを十分にしてください。

片脚に体重をのせて立つ

▽問題：腰痛に注意

▽**解説**：片脚に体重をのせて立つと、体重をのせた脚の側に骨盤が寄る傾向があります。その結果、背骨を真っすぐに保つことが困難になり、骨盤や背骨を歪め腰痛の原因になります。

▽**対策**：大抵の場合、左右どちらかに体重をのせて立っていることが多いはずです。まず自分がどちらの脚に体重をのせて立っていることが多いか、またはどちらの脚に体重をのせて立ったほうが自然な感じがするか把握します。

立っている時にいつもと反対の脚に体重をのせて立つようにします。気づいた時に直すようにします。自分の骨盤の出っ張りが左右対称でないことを知っている方は、出っ張っている骨盤と反対側の脚に体重をのせて立つようにしてください。

どちらかの腕だけで荷物を持つ

▽**問題：肩こり・腰痛共に注意**

▽**解説：**重い荷物を持てばわかりますが、片方の腕で荷物を持つと、バランスを取るために荷物を持った腕と反対側に体が傾きます。逆に骨盤（お尻）は荷物の側に寄る傾向があります。

長年続けていると、骨盤や背骨を歪めて腰痛の原因になります。荷物を持った側の肩を引き上げようとするので、そちらの肩は凝りやすくなります。

▽**対策：**今まで常に同じ側で持っていた人は、しばらくの間反対側で持つようにしてください。反対側の腕で持つことに慣れてきたら、その後は左右交互に持つことをおすすめします。

どちらかの肩だけに荷物をかける

▽**問題**：肩こり・腰痛ともに注意

▽**解説**：片側の肩に荷物をかけると、荷物をかけた側の肩が上がる傾向があります。これは、肩にかけた荷物が落ちないようにするためです。

さらに荷物をかけた側の肩に対し、バランスを取るために反対側に体が傾きます。逆に骨盤（お尻）は荷物の側に寄る傾向があります。長年続けていると、骨盤や背骨を歪めて腰痛の原因になります。さらに長年同じ側の肩に荷物をかけていると、そちらの肩が上がったままになる傾向があります。荷物を持った側の肩を引き上げようとするので、そちらの肩は凝りやすくなります。

▽**対策**……………………………………………………

片側にかける場合…今まで常に同じ側にかけていた人は、しばらくの間反対側にかけるようにしてください。はじめ違和感があるはずですが、慣れてきたら今度は左右交互にかけるようにしてください。普段荷物をかけている肩とは反対の肩が上がっているという人は、荷物をかけていない時に、よほど左右のバランスが崩れている姿勢を取っているはずです。このようなケースでは、荷物をかける側を替えると、さらにそちらの肩が上がってしまうので、荷物をかける側は替えないで結構です。その代わり、「どんな時に左右の肩の高さの違いを生む姿勢をとっているか」を突き止めてください。そして、その姿勢をとる時に肩の左右の高さを水平に保つ意識を持つようにしてください。

ななめにかける（たすきにかける）場合…しばらくの間、今までと反対側の肩にかけるようにします。反対側にかけることに慣れてきたら、左右交互にかけるようにしてください。

リュックを使う場合…せっかく両肩にかける構造になっているにもかかわらず、片側にしかかけない人がいたり、ストラップの長さが左右で違う人がいます。ストラップが体に密着するように締めて、両肩にかけるようにしてください。

どちらかのヒジだけに荷物をかける

▽**問題**：肩こり・腰痛共に注意

▽**解説**：この姿勢習慣はハンドバッグを持つ女性に多い習慣です。片側のヒジに荷物をかけると、荷物をかけた側の肩が下がる傾向があります。さらに荷物をかけた側の肩に対し、バランスを取るために反対側に体が傾きます。逆に骨盤（お尻）は荷物の側に寄る傾向があります。長年続けていると、骨盤や背骨を歪めて腰痛の原因になります。

さらに長年同じ側のヒジに荷物をかけていると、そちらのヒジが下がったままになる傾向があります。

▽**対策**：今まで常に同じ側にかけていた人は、しばらくの間反対側にかけるようにしてください。

はじめ違和感があるはずですが、慣れてきたら今度は左右交互にかけるようにしてください。普段荷物をかけているヒジとは反対の肩が下がっているという人は、荷物をかけてない時に、よほど左右のバランスが崩れている姿勢を取っているはずです。このようなケースは、荷物をかける側を替えると、さらにそちらの肩が下がってしまうので、荷物をかける側は替えないで結構です。

その代わり、「どんな時に左右の肩の高さの違いを生む姿勢をとっているか」を突き止めてください。

そして、その姿勢をとる時に肩の左右の高さを水平に保つ意識を持つようにしてください。

お尻のポケットに財布やスマホなどを入れる

▽問題：腰痛に注意。特に坐骨神経痛がある人は即座に止めるべきです

▽解説：お尻のポケットに財布やスマホを入れて座ると、入れてない側に対し財布やスマホの厚さの分だけ段差ができます。このまま座り続けている状態を喩《たと》えるなら、斜めの土台に積み木を積み上げるようなものです。これで骨盤や背骨が歪まない訳がありません。

それまで、何年も腰痛に悩まされてきた方が、この習慣を止めることで腰の状態が一気に良くなったという例があります。

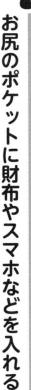

この習慣を何年も続けていると、ズボンのお尻の部分が擦《す》れて薄くなったり、穴が空いてしまっている人がいますが、身に覚えのある方は即刻止めるべき姿勢習慣だと心得てください。

さらに、坐骨神経痛《ざこつしんけいつう》が出ている側のポケットに財布などを入れている人の場合です。坐骨神経はお尻から太ももの裏を通ってつま先まで伸びています。

ポケットに入れた物がちょうど坐骨神経に当たる感じになるのです。そのまま腰かけると、財布などが坐骨神経を圧迫することになります。

しかも、歩く時もわずかながら坐骨神経を刺激するので、坐骨神経痛をお持ちの方は絶対に財布などをお尻のポケットに入れるべきではないでしょう。

ハンカチ、ティッシュなどの、薄くて柔らかいものなら結構です。

▽**対策**：財布やスマホをお尻のポケットには入れない。まだ前ポケットの方がマシですが、座った時に違和感がでるので、上着かバッグの中に入れることをおすすめします。

枕が高い・頭を起こして足下のテレビを観る

▽**問題：**肩こりに注意。手や腕に痛みやシビレがある人も注意すべき習慣

▽**解説：**あお向けに寝た時は、重力で背骨が伸びようとします（写真A）。ところが、枕が高いとあお向けに寝た時に背中の丸まりを伸ばせなくなるばかりか、丸まりを強めてしまうことになります（写真B）。

▽**対策：**枕はなるべく低くします。「枕のアドバイス」（76ページ）を参照してください。

もし枕無しでも快適に寝られるという方は首の柔軟性がある方です。枕が無くても快適に寝られる方は枕を使う必要はありません。

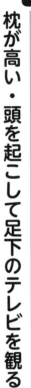

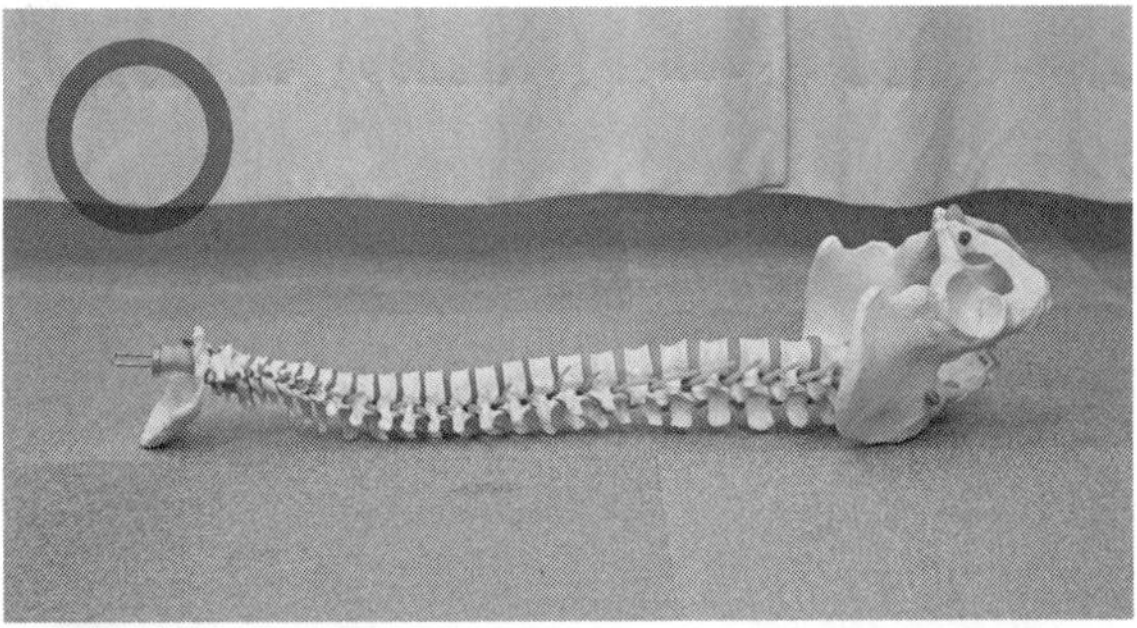

〈写真A〉

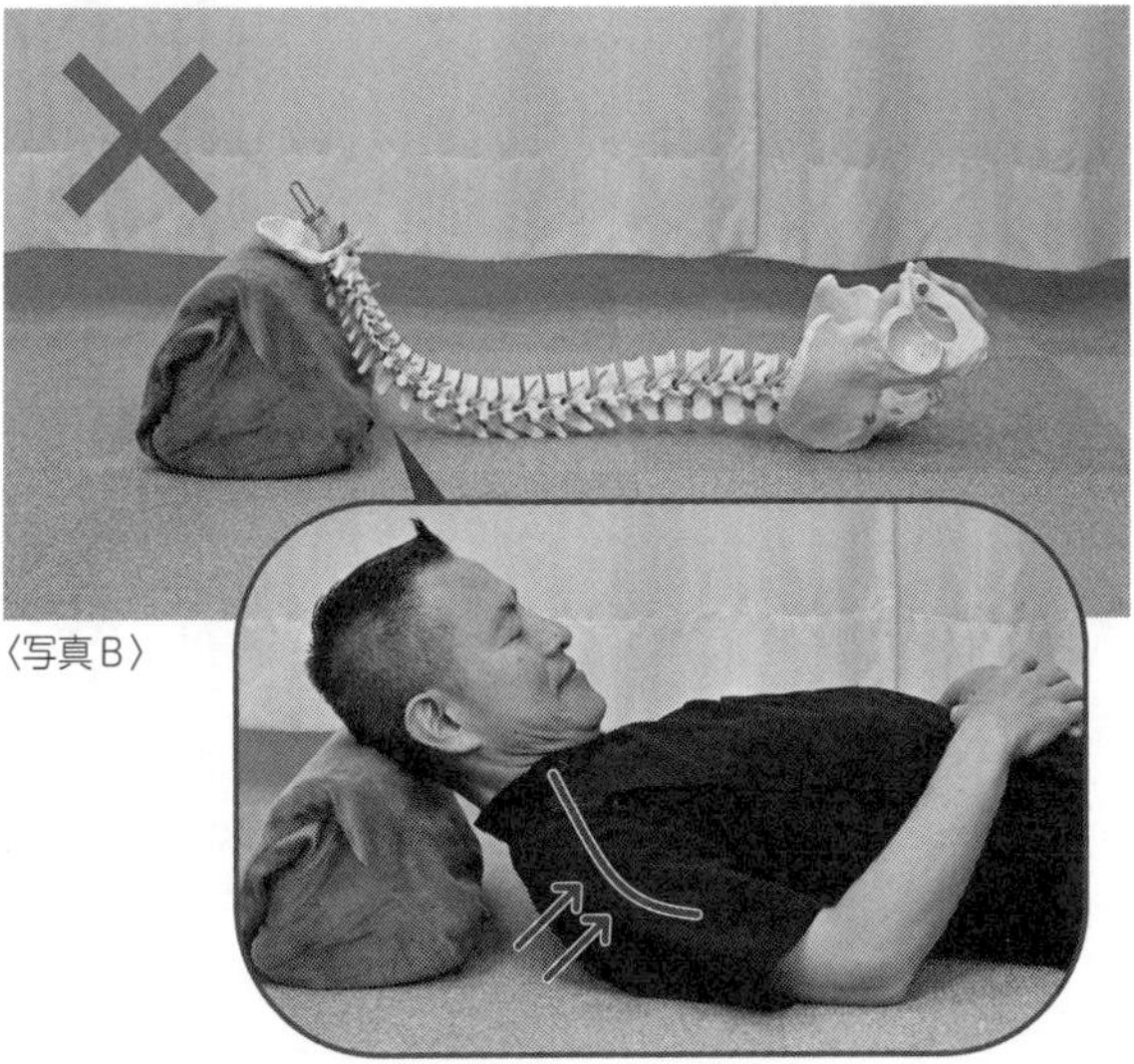

〈写真B〉

うつ伏せになって本や雑誌、テレビなどを観る

▽問題：肩こり・腰痛ともに注意　特に腹・尻ねこ背の人は要注意

▽解説： うつ伏せになって本や雑誌、テレビなどを観る方は、腰を過度に反ってしまう傾向があります。特に腹ねこ背、尻ねこ背の人はこの姿勢は避けたほうがいいでしょう。腰痛の原因になります。さらに、重たい頭を空中で支えることになるので、首や肩が凝って当然の姿勢です。

▽対策： あお向けになり、腕を天井方向に真っすぐ伸ばして本や雑誌を読むことをおすすめします。腕が疲れてきたら、左右どちらかのヒジを床につけ（ヒジは床に対して90度）、顔だけそちらを向けます。これも疲れたら反対側に向きを替えます。ポイントは、本の重さを「骨」で支えるようにすることです。

ヒールの高い靴を履く

▽問題：肩こり・腰痛ともに注意

▽**解説**：ハイヒールを履くと、お腹を突き出す（腰を反る）ことでバランスを取ろうとする方がいます。腰の反り過ぎは負担がかかり腰痛になります。

さらに腰を強く反った反動で、背中が丸まろうとします。つまり、背骨を横から見た時に、緩《ゆる》やかなカーブであるべき腰と背中のカーブが強いカーブになってしまうのです。その結果肩こりにもつながります。

お腹を突き出す代わりに膝を曲げてバランスを取る方がいます。ヒザを曲げたまま歩く姿は、見た目にも良くありません。

さらに、ヒザに負担をかけることになるので、ハイヒールを履いた時は特にヒザを伸ばすことを意識しましょう。

▽**対策：**お腹を付き出して立つクセのある方は「腹ねこ背解消体操」（84ページ）を参照してください。

以上、みなさんが普段何気なく取っている姿勢習慣の裏に潜む問題点を考えてみました。

「習慣」になったものはたとえそれが悪いものであっても「ラク」に感じるものです。つまり「クセ」になってしまうのです。

クセを直すのは大変ですが、最初の数週間辛抱すれば今度はその新しい状態が習慣になってくるので、ぜひとも乗り越えてください。

Column キャットレッチの時間です！

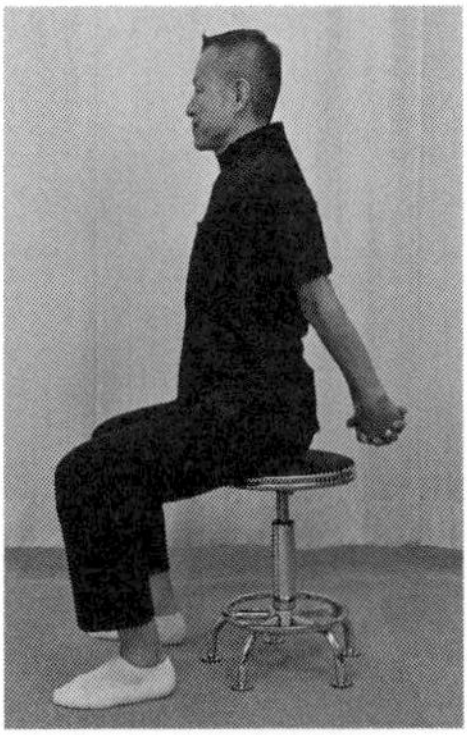

❶ 手のひらが上を向くように指を体の後ろで組み、鼻から息を吸います。

＊左右の肩甲骨を合わせる意識で引きます
＊ヒジを伸ばしきり、組んだ指を遠くに引くようにすると効果的です

❷ 手を下に引きながら、左右の肩甲骨を寄せるようにし、頭を後ろにゆっくり倒します。

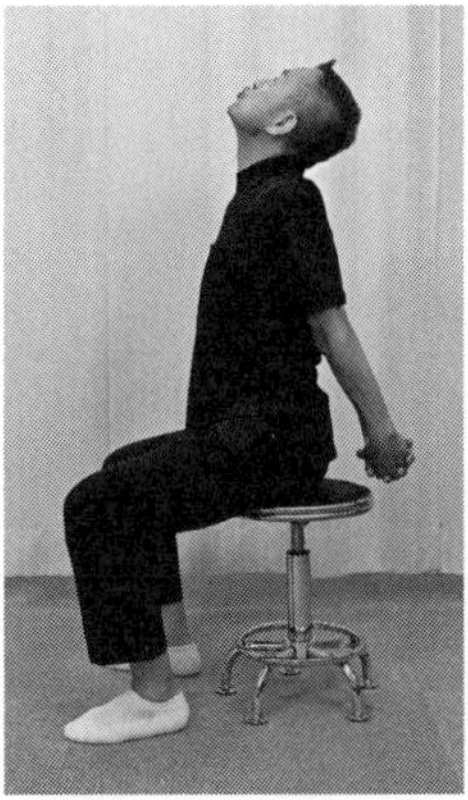

＊アゴは天井に、手は下に、アゴと手で引っ張り合いをするような感じです

❸ そのままの姿勢で３つ数えてから頭を起こし、肩の力を抜きます。

＊３秒数える間も、息は細く吐き続ける
＊直後に肩を前から後ろに大きく回すと、肩こりにはさらに効果的です
＊人目が気になる時、倒すと首が痛い時などは、肩を引くだけでも効果があります

Column **整座の時間です！**

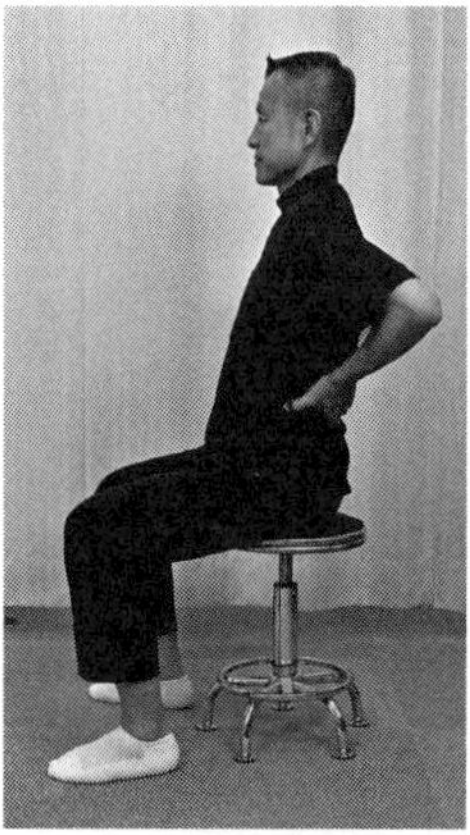

❶ 腰の真ん中にある背骨を探り当て、背骨の5ミリ横を強めに押し続ける。
　体を前後に動かし、筋肉が柔らかくなった垂直ポイントをキープ。
＊ヘソを前に突き出す感じで座る

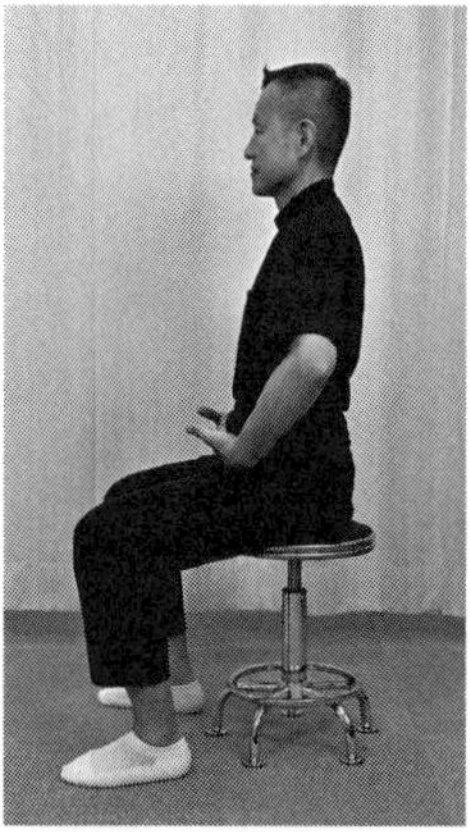

❷ 肩を引くために、手のひらを上に脚の付け根に置く。

＊体の角度をキープすれば、腕は自由に動かしてもかまわない
＊目標30分（最初は1分でもOK。徐々に時間を延ばしていく）
＊前側の脚の付け根が疲れてくるのは自然
＊脚は開いても閉じてもかまわない

第6章

ストレッチ効果を倍増させる、7つの方法

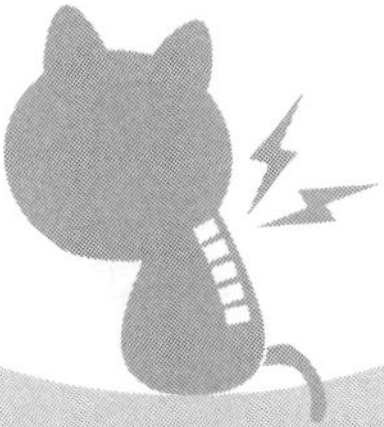

キャットレ棒を使ってストレッチ

キャットレ棒を、写真を参考に、肩甲骨の辺りの背中に当ててみてください。1日10分〜15分やってみてください。ただし無理は禁物です。

ねこ背タイプ **背中ねこ背・腰ねこ背**

目的 背骨に後ろに反る柔軟性をつけ、背中の丸まりを伸ばしやすくする

注意点

- 腰ねこ背の方が使う場合、タオルが骨盤に当たらないようにします（お尻が床につかないようだと下過ぎです）
- 10分程度で「痛い」と感じるようだとタオルが太すぎです

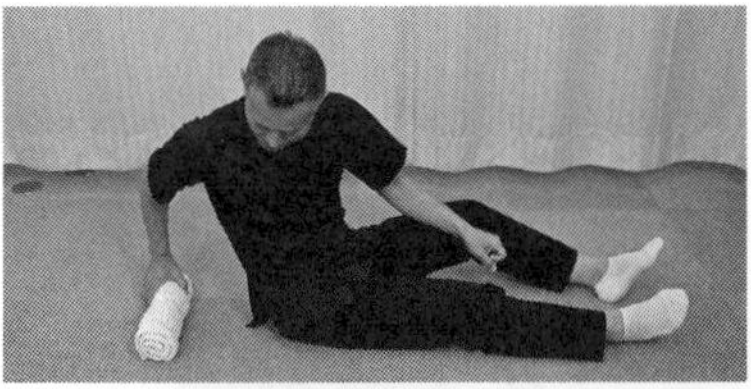

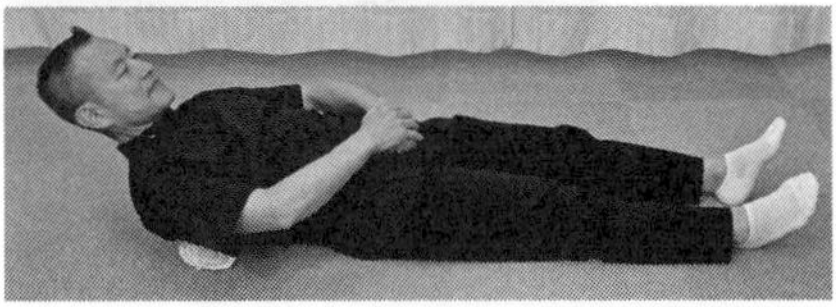

❶ 厚さ５〜10センチに巻いたバスタオルに、背中の丸まりの頂点が当たるように静かにあお向けになります。腰ねこ背の人は、腰にタオルを当てます。

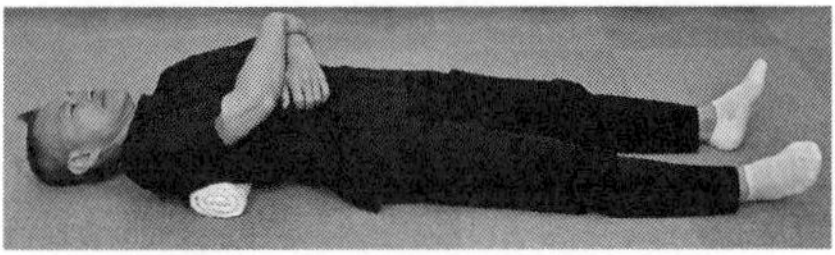

❷ あお向けのまま10分〜15分背中を伸ばします。

❸ タオルを抜く時は、高くお尻を持ち上げて、横からタオルを抜いてください。

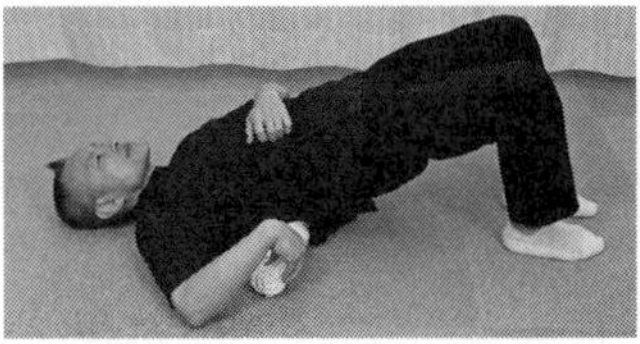

反り起き体操

反り起き体操は、特に腰ねこ背の方におすすめのストレッチです。後ろに反りにくくなった腰の関節を反りやすくします。座っている状態から立ち上がる時に、腰がスッと伸びない、または伸ばしにくいという方に効果的です。

ねこ背タイプ **腰ねこ背**

目的 腰椎《ようつい》（背骨の腰の部分）を後ろに反りやすくするとともに、柔軟性を維持する

注意点

- 痛みが出る場合は、決して無理をしない
- 首を反る必要はありません

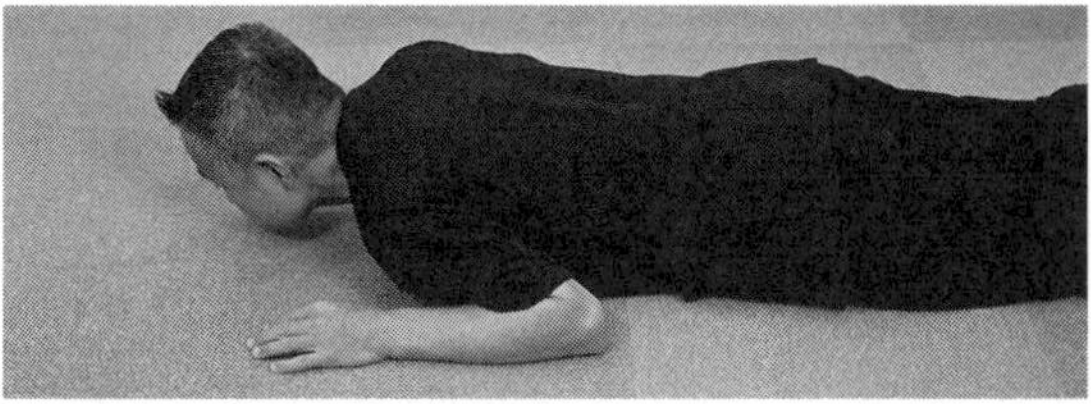

❶ うつ伏せの状態から、腕立て伏せの要領で上半身だけ反り起きます。

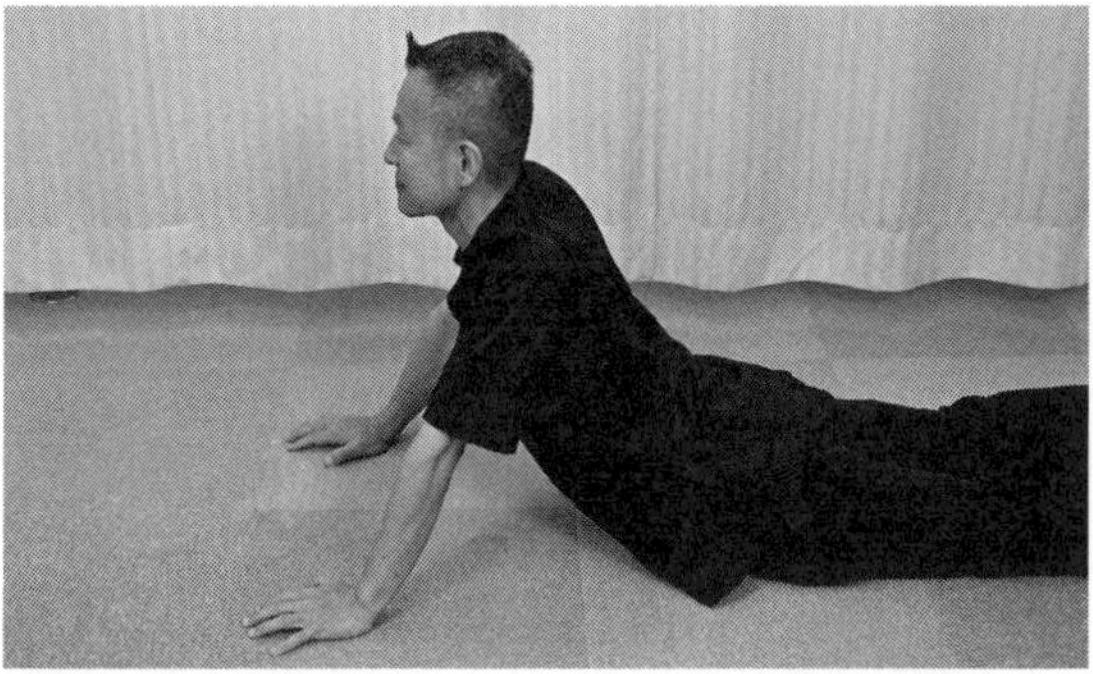

❷ 腕を伸ばしきります（腕を伸ばすのが大変な時は、できる限りで）。

❸ 深呼吸を２回して、うつ伏せに戻ります。

❹ これを５回繰り返します。

腰痛2分体操

普段運動不足だと感じている方、長時間デスクワークをされる方におすすめの体操です。この体操は以下の4つの理由で優れています。

①場所・時間・服装を選ばない（スカートでもＯＫ）
②道具を使わない
③2分でできる
④単純なのに効果が高い

ねこ背タイプ ねこ背の種類を問わずどなたにも当てはまります。

目的 まんべんなく腰を動かすことで、固まった筋肉と関節に柔軟性をつけます

※はじめは「腰から前に1・2・3」というように口ずさみながらやってみてください。

❶「腰から前に1・2・3」

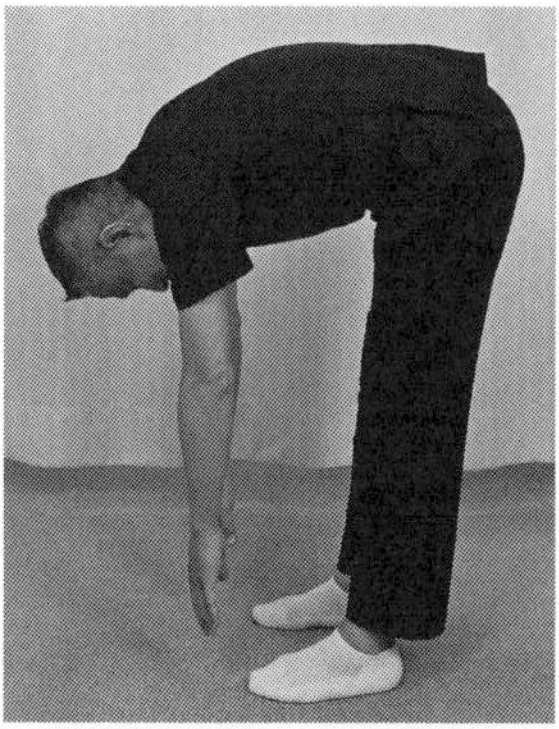

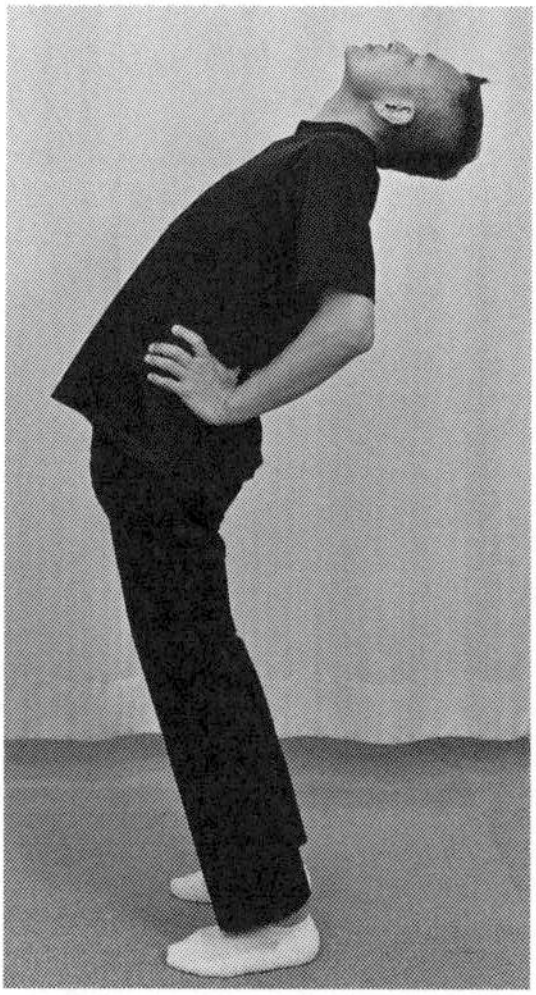

❷「腰から後ろに1・2・3」

＊①②ともに、痛くない範囲で深く曲げる

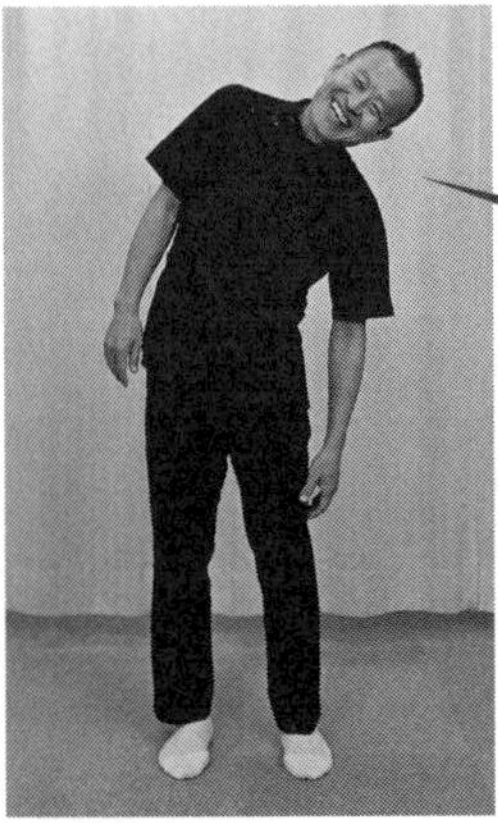

❸ 「左に倒して1・2・3」

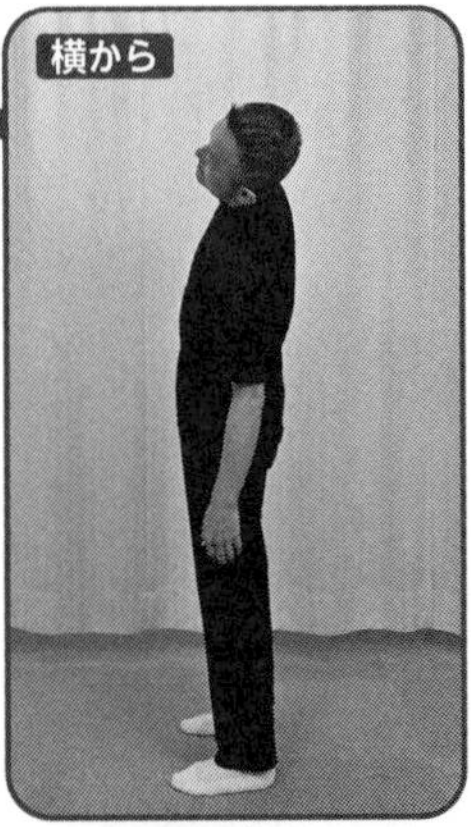

＊体をひねらず、真横に倒す

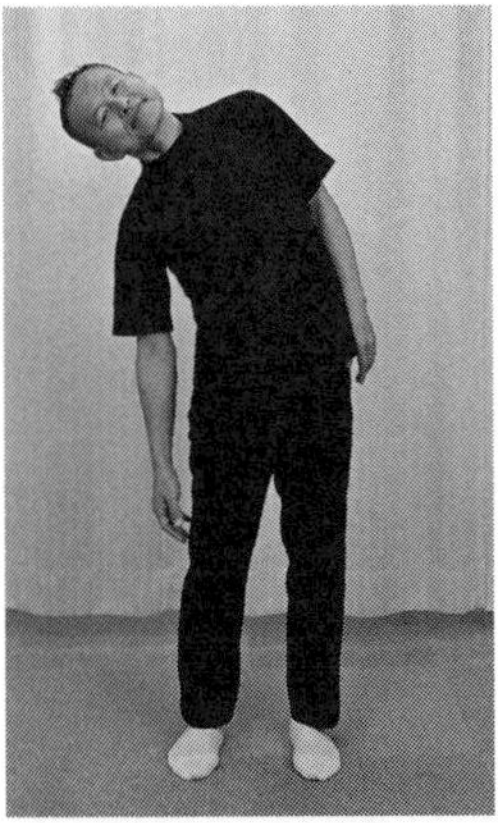

❹ 「右に倒して1・2・3」

❺「左にひねって１・２・３」

❻「右にひねって１・２・３」

＊腰からひねる。勢いをつけないで、ゆっくりじわーっと伸ばす

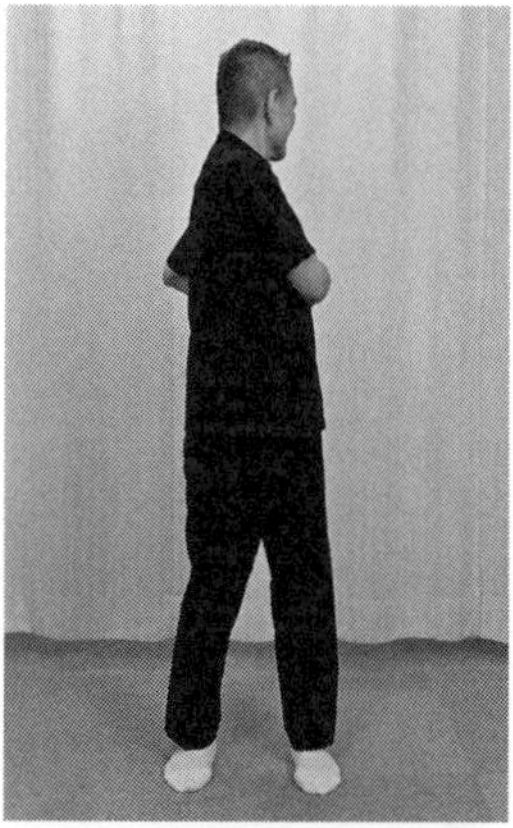

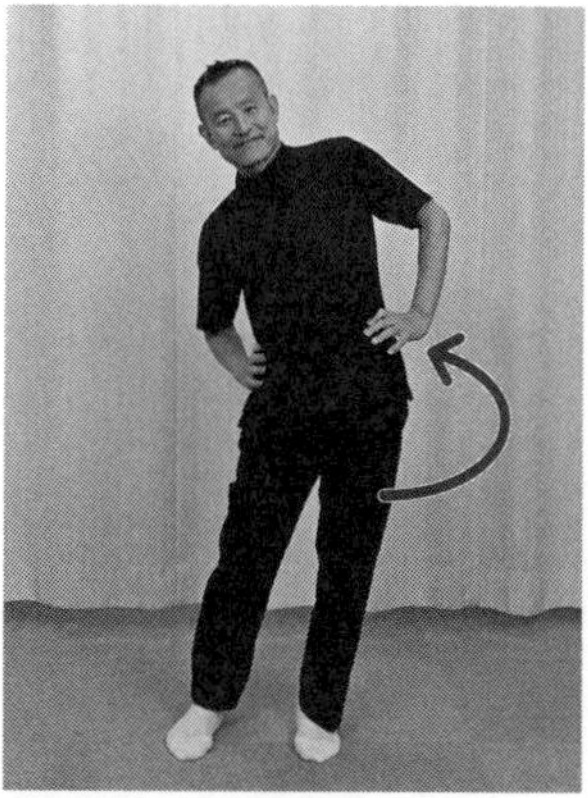

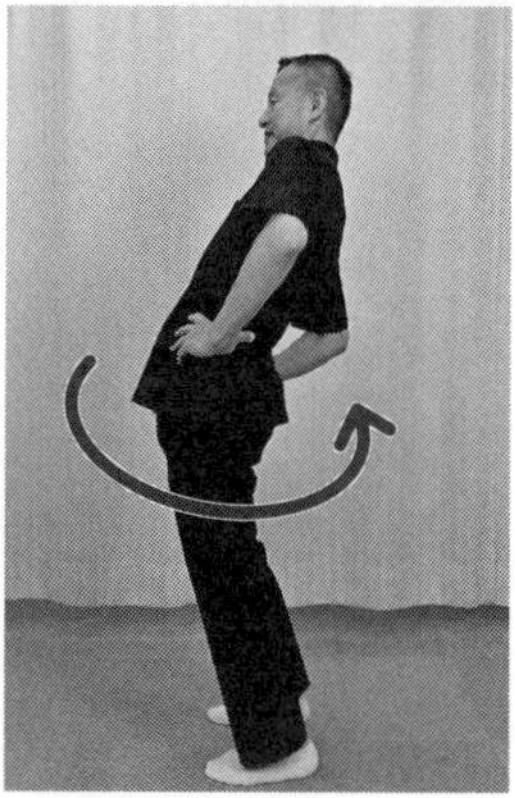

❼「左に回して１・２・３」　＊大きい円を描くように

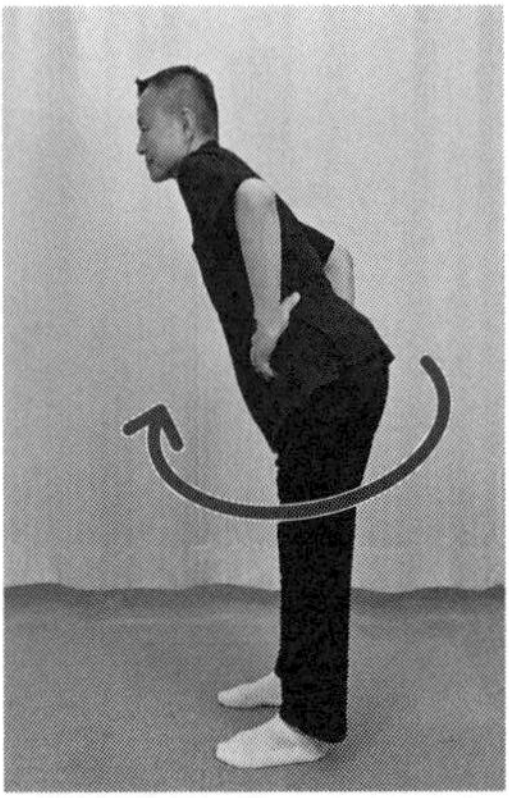 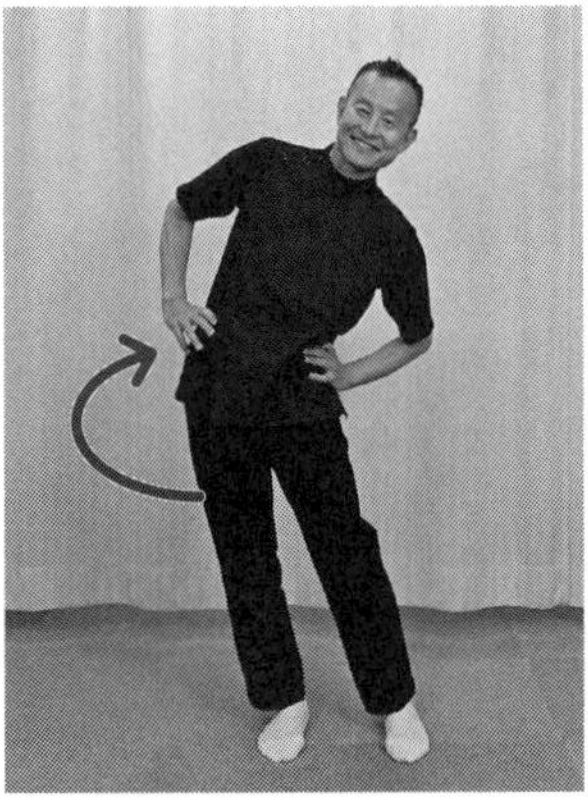

8 「右に回して1・2・3」 ＊大きい円を描くように

ポイント

◎筋肉が伸ばされていることを感じながらゆっくり行なう。反動をつけないように（跳ねるような動作にならないように）する

◎力まない

◎痛くない範囲で行なう

◎呼吸を止めない

◎「　」内の言葉を声に出しながらやるか、心の中でつぶやきながらやるといいでしょう

ラクに姿勢を整えるコツ

この「ラクに姿勢を整えるコツ」を実際にやっていただくと、背すじを伸ばして座り続けることがラクになります。単純ですが効果は絶大です。

そこで、

①背骨をどのように保つべきなのか
②人は座った時に丸まりやすい

という2点について解説した後で、実際の座り方、立ち方について説明します。あとは実践していただければ、「ラクに背すじを伸ばせること」を実感していただけます。

①背骨をどのように保つべきなのか

背骨は横から見た時はS字を描いています。つまり背骨の首の部分（頸椎《けいつい》）と背骨の腰の部分（腰椎《ようつい》）は緩《ゆる》やかに前側に反っています。そして背骨の背中の部分（胸椎《きょうつい》）は緩やかに後ろに丸まっています。

次に背骨を前後から見た時はまっすぐです。立つ時はもちろん、椅子や床に座った時も、背骨のS字を保ち、左右に歪めない姿勢が、体に負担をかけずにすむのです。ただし腰の反り過ぎには注意してください。

②人は座った時に丸まりやすい

座る姿勢は太ももを前に出すので、股関節が前方向に引っ張られるかたちになり、骨盤が後ろに傾きます。

骨盤が後ろに傾くことで、その上に乗っている腰椎《ようつい》は丸まらざるを得なくなります。やっていただければわかりますが、あぐら、体育座り、長座の姿勢で腰を反らし続けることは困難です。

立ち方でキャットストレッチにも違いがでる！

立っている時の姿勢は、第1章で触れた「理想的な姿勢の取り方」（47ページ）が基本です。

①深呼吸をする時のように肩を十分に引く
②アゴは自然に引く（顔の面が地面と垂直になる角度）
③深呼吸をする

ポイント

- 頭のてっぺんを引っぱり上げられているような意識を持つとなおいいでしょう
- 腰を反り過ぎないように注意する

たったこれだけですが、実践し続けると「姿勢が整った人」に見られるようになります。大切なのは「肩を引く」ことです。

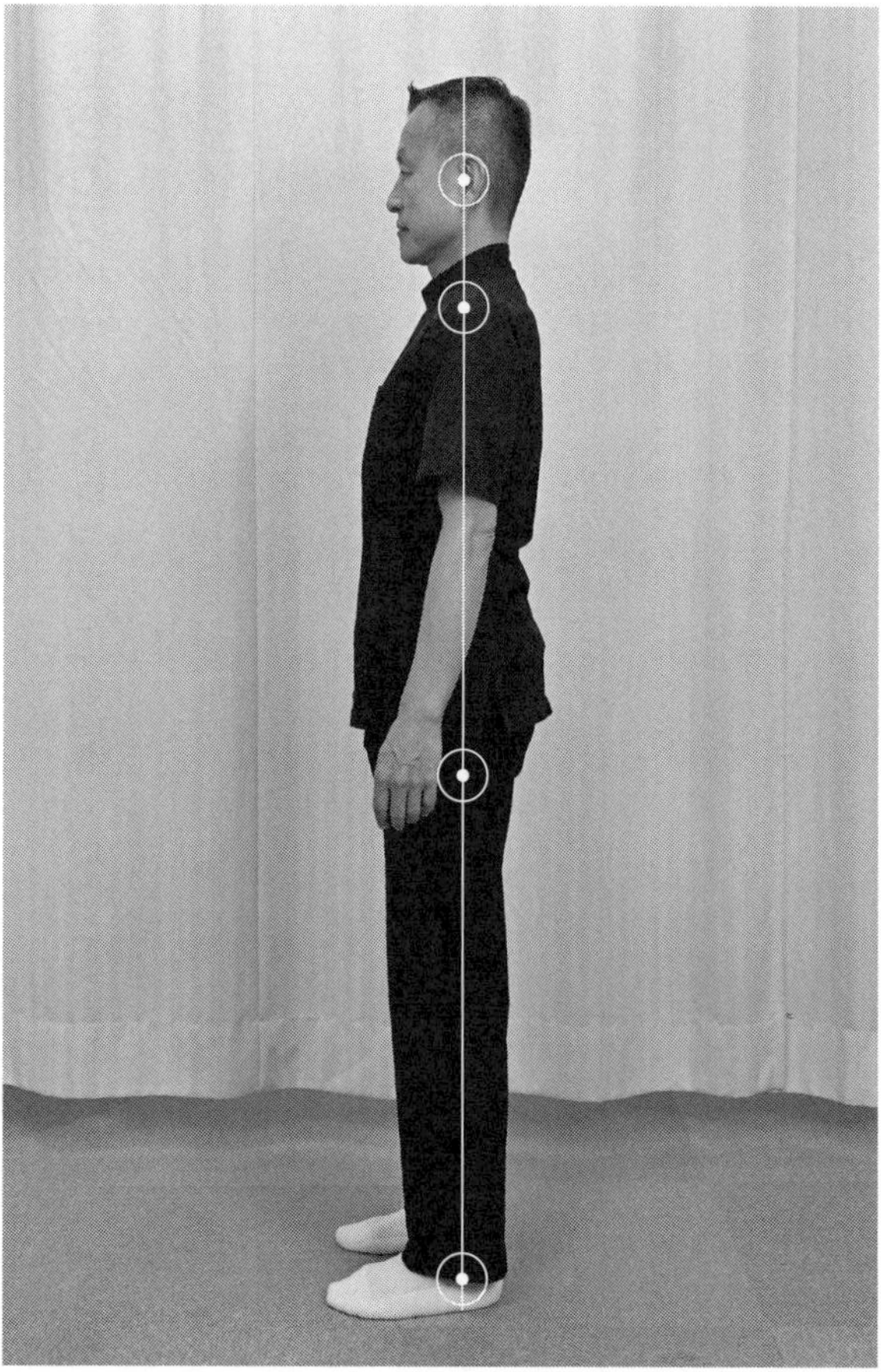

Column キャットレッチの時間です！

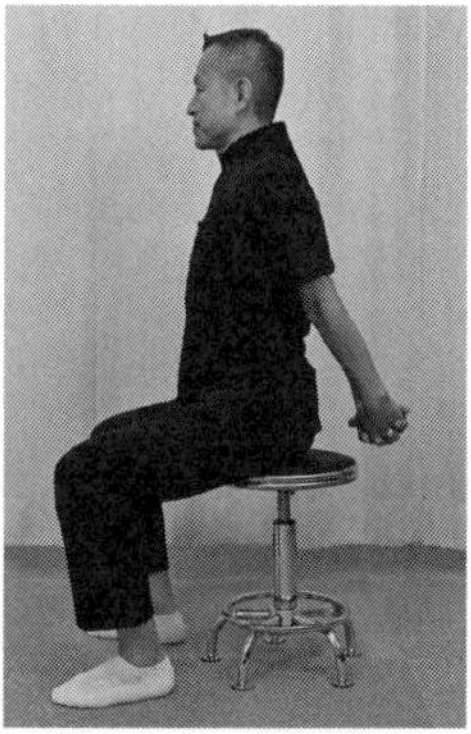

❶ 手のひらが上を向くように指を体の後ろで組み、鼻から息を吸います。

＊左右の肩甲骨を合わせる意識で引きます
＊ヒジを伸ばしきり、組んだ指を遠くに引くようにすると効果的です

❷ 手を下に引きながら、左右の肩甲骨を寄せるようにし、頭を後ろにゆっくり倒します。

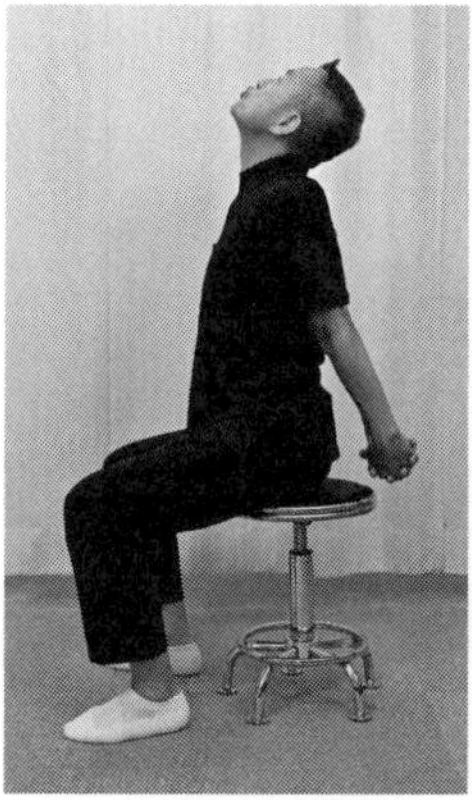

＊アゴは天井に、手は下に、アゴと手で引っ張り合いをするような感じです

❸ そのままの姿勢で３つ数えてから頭を起こし、肩の力を抜きます。

＊３秒数える間も、息は細く吐き続ける
＊直後に肩を前から後ろに大きく回すと、肩こりにはさらに効果的です
＊人目が気になる時、倒すと首が痛い時などは、肩を引くだけでも効果があります

Column 整座の時間です！

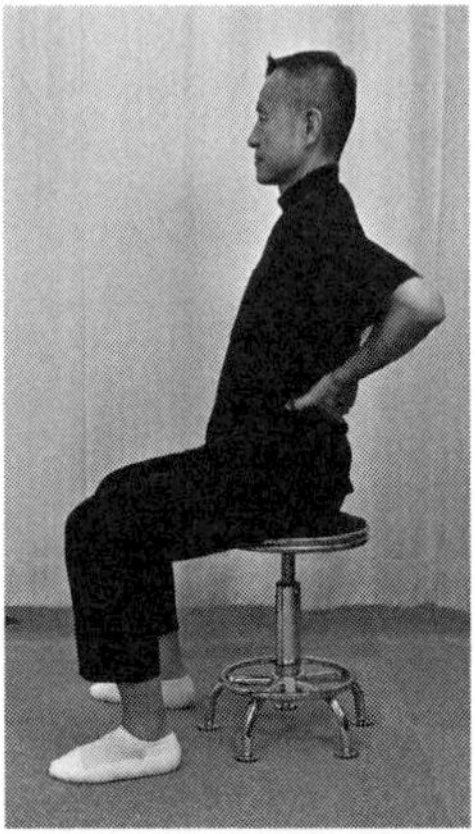

❶ 腰の真ん中にある背骨を探り当て、背骨の5ミリ横を強めに押し続ける。

体を前後に動かし、筋肉が柔らかくなった垂直ポイントをキープ。

＊ヘソを前に突き出す感じで座る

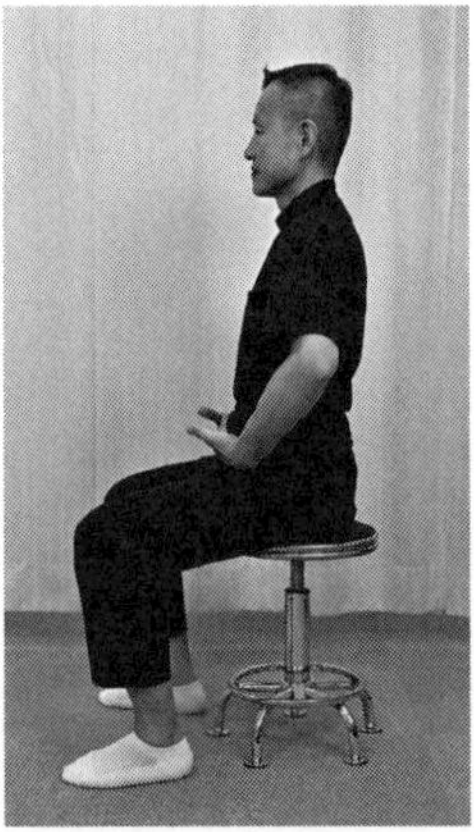

❷ 肩を引くために、手のひらを上に脚の付け根に置く。

＊体の角度をキープすれば、腕は自由に動かしてもかまわない
＊目標30分（最初は1分でもOK。徐々に時間を延ばしていく）
＊前側の脚の付け根が疲れてくるのは自然
＊脚は開いても閉じてもかまわない

おわりに

本書を最後までお読みいただき、ありがとうございます。

世の中を見渡せば、今この瞬間も姿勢やねこ背が原因で心や体の不調に苦しんでいる人が大勢います。姿勢改善の重要性を理解し、本書で紹介した方法を実践していただくことで、一度きりの人生を豊かにするためのお役に立てていただけたら嬉しいです。

私たちは日々の生活の中で、知らず知らずのうちに姿勢を崩し、その結果として肩こり、腰痛、首の痛みなどの不調を抱えるようになります。特に現代社会はスマートフォンの普及により、以前にも増してねこ背になる機会が増加しました。

しかし、姿勢がどのように体に影響を与えるのかを深く考える機会は少なかったはずです。私も若い頃、自分の肩こりの原因が「ねこ背」にあると気づくまで、ずいぶんと遠回りをしました。その経験があるからこそ、今、同じような苦しみを抱える方々に「もっと早くこのことを知ってほしい」と強く思うのです。

この本で紹介した「5つのねこ背タイプ別ストレッチ&キャットストレッチ」は、私が数万人の方々と向き合い、その実践を通じて築き上げてきた知識と経験の結晶です。このアプローチの特徴は、ねこ背の状態に合わせて取り組める点にあります。これまで試してきた他の方法がうまくいかなかった方にも、新しい可能性を提供できると信じています。

本書を読んで、もしかしたら「自分の体がこんなに頑張っていたなんて！」と驚かれた方もいるかもしれません。体には本来、「治癒力《ちゆりょく》」という素晴らしい力が備わっています。しかし、ねこ背はその治癒力を妨げる大きな障害となります。だからこそ、姿勢を整えることは単に不快な症状を取り除くだけでなく、体が本来持つ力を取り戻すための重要な一歩なのです。

「健康」は、私たちが人生を楽しむための基盤です。体が快適であることは、仕事、勉強、家族との時間、趣味など、人生のさまざまな場面をより充実させてくれます。この本が、皆さんにとってその基盤を作るお手伝いとなれば、これ以上の喜びはありません。

最後に、姿勢を改善する道のりは、時に地道で根気のいるものかもしれません。しかし、一歩一歩進んでいけば必ず成果が現れます。大切なのは、今日からできることを始めることです。そしてその一歩を、この本が後押しできたなら、それ以上の幸せはありません。

これからも、姿勢を味方につけて、あなたの体が持つ「治ろうとする力」を発揮させて、自分らしい健康な日々を築いていってください。

みなさんの健康と快適な毎日を心から願っています。

碓田　拓磨

本書は『即効1分間キャットストレッチ　肩こり・腰痛　こんなにラクになるなんて！』（二〇一二年・小社刊）を改題し、大幅に改編したものです。

青春文庫

「ねこ背《ぜ》」を治《なお》す
1日《にち》1分《ぷん》ストレッチ！
5つのタイプ別《べつ》・
コリと痛《いた》みがスーッと消《き》える本《ほん》

2025年1月20日　第1刷

著　者　碓《うす》田《だ》拓《たく》磨《ま》
発行者　小澤源太郎
責任編集　株式会社プライム涌光
発行所　株式会社青春出版社
〒162-0056　東京都新宿区若松町 12-1
電話 03-3203-2850（編集部）
03-3207-1916（営業部）
振替番号　00190-7-98602
印刷／中央精版印刷
製本／フォーネット社
ISBN 978-4-413-29868-1